De olho na saúde

Heloisa Bernardes

De olho na saúde

Ciência e tradições milenares
para uma vida mais saudável

Copyright © 2005 Heloisa Leoni Bernardes
Copyright desta edição © 2016 Alaúde Editorial Ltda.

Todos os direitos reservados. Nenhuma parte desta edição pode ser utilizada ou reproduzida – em qualquer meio ou forma, seja mecânico ou eletrônico –, nem apropriada ou estocada em sistema de banco de dados sem a expressa autorização da editora.

O texto deste livro foi fixado conforme o acordo ortográfico vigente no Brasil desde 1º de janeiro de 2009.

Este livro é uma obra de consulta e esclarecimento. As informações aqui contidas têm o objetivo de complementar, e não substituir, tratamentos ou cuidados médicos. Os benefícios para a saúde de uma dieta baseada em frutas, verduras, legumes e sementes são reconhecidos pela medicina, mas o uso das informações contidas neste livro é de inteira responsabilidade do leitor. Elas não devem ser usadas para tratar doenças graves ou solucionar problemas de saúde sem a prévia consulta a um médico ou a um nutricionista. Uma vez que mudar hábitos alimentares envolve certos riscos, nem a autora nem a editora podem ser responsabilizadas por quaisquer efeitos adversos ou consequências da aplicação do conteúdo deste livro sem orientação profissional.

Preparação: Bóris Fatigati, Laura Folgueira
Revisão: Patrícia Vilar (Ab Aeterno) e Carla Bitelli
Capa: Amanda Cestaro
Imagens de capa: pun photo (fundo), mahmuttibet (legumes), Aleksey Vanin (yoga) / ShutterStock.com
Projeto gráfico: Rodrigo Frazão
Impressão e acabamento: Bartira Gráfica
1ª edição, 2016

Dados Internacionais de Catalogação na Publicação (CIP)
(Câmara Brasileira do Livro, SP, Brasil)

Bernardes, Heloisa
   De olho na saúde : ciência e tradições milenares para uma vida mais saudável / Heloisa Bernardes. -- São Paulo : Alaúde Editorial, 2016.

   Bibliografia.
   ISBN 978-85-7881-387-1

   1. Beleza corporal 2. Corpo - Peso - Controle 3. Longevidade 4. Naturoterapia 5. Nutrição - Dieta terapêutica 6. Saúde - Promoção I. Título.

16-07591 CDD-613.2

Índices para catálogo sistemático:
1. Alimentação e saúde : Promoção da saúde 613.2
2. Saúde e alimentação : Promoção da saúde 613.2

2016
Alaúde Editorial Ltda.
Avenida Paulista, 1337,
conjunto 11, São Paulo, SP
CEP 01311-200
Tel.: (11) 5572-9474
www.alaude.com.br

*A meus filhos, Bruno e Gustavo,
e a meu neto, João Pedro, por tudo o
que representam em minha vida.
Aos meus amigos, alunos e a todas as pessoas
que acreditam e vibram com meu trabalho,
pelo carinho e apoio que recebo em todos
os momentos de minha vida.*

"É preciso comer para viver, não viver para comer."

Cícero, orador e filósofo romano

Sumário

Introdução 11

Os radicais livres 13
   Não envelhecemos, enferrujamos! 15

Técnicas simples para se manter saudável 21
   Estimulação da glândula pineal, o olho da mente .. 23
   Chacras ou vórtices 32
   Meditação 36
   Mantras 39
   Respiração 42
   Acupuntura e digitopuntura 48
   Energia sexual 52

Alimentação 55
   Alimentos e ingredientes que exigem mais atenção .. 57
   Nutrientes que exigem atenção 96
   Alimentos orgânicos 114
   Dieta dos tipos sanguíneos 115

Estética 139
    Magnésio 141
    Gelatina 142
    Receitas de cosméticos caseiros 143

Programa de rejuvenescimento e emagrecimento ... 149
    Dieta preparatória 152
    Programa de rejuvenescimento 153
    Programa de emagrecimento 155

Últimas palavras 159
Bibliografia 161

INTRODUÇÃO

Este livro é uma ponte sobre o vazio da incredulidade. Reunindo a sabedoria milenar às mais recentes descobertas científicas e aos conhecimentos que adquiri nestes longos anos como professora e escritora, pretendo, com esta obra, beneficiar a todos que procuram saúde e juventude.

O assunto saúde sempre foi o objetivo de todos os meus livros, mas, na verdade, chegando aos 70 anos, me vi atrás de métodos seguros e infalíveis para minimizar os efeitos negativos da ação do tempo.

Difícil descrever a alegria e a euforia que senti quando iniciei minha pesquisa e descobri que alguns métodos que eu mesma praticava já existiam há séculos.

Por outro lado, desde os primórdios da humanidade, o ser humano vem tentando viver mais e melhor e, para tanto, lançou mão da ciência, cujo avanço nos leva hoje a descobertas impossíveis de terem sido pensadas por nossos ancestrais. Cabe a nós, pesquisadores, abrir o caminho para que tais descobertas sejam usufruídas por todos.

Os radicais livres

NÃO ENVELHECEMOS, ENFERRUJAMOS!

A vida é química pura. Os elementos precisam estar nas doses certas para evitar as doenças causadas pelo uso de substâncias e por alimentos que serviriam para trazer saúde e que, na verdade, em excesso, destroem e oxidam as células.

A ciência está no caminho de, a cada dia que passa, revelar mais pesquisas sobre como evitar os males que chegam com o passar do tempo – por que não dizer, com a idade – e também com o estresse da vida moderna.

Acredita-se que um dos segredos para levar uma vida longa, saudável e livre de doenças é neutralizar os radicais livres, perigosas moléculas que "enferrujam" as células sadias.

O estresse, os agrotóxicos, o cigarro, a poluição, entre outros fatores, aceleram a formação dos radicais livres. Daí surge o que os cientistas batizaram de "estresse oxidante". A agressão é tão violenta que supera a capacidade dos mecanismos de defesa. Bombardeado pelos radicais livres, o organismo "enferruja". A consequência do ataque silencioso e constante às células são as doenças.

> Cientistas fizeram várias pesquisas com mamíferos provando que o limite de vida desses animais corresponde a sete vezes seu período de crescimento. Por exemplo, nos cães, o período de crescimento é de 2,5 anos, e seu limite de vida é de 17 anos. Assim sendo, se nos homens o período de crescimento é de 21 a 23 anos, seu limite de vida deveria ser de 150 anos.

O que são os radicais livres?

Todas as células do nosso organismo necessitam de oxigênio, para converter os nutrientes fornecidos pelo alimento em energia. A queima do oxigênio ocorre, em cada célula, dentro da mitocôndria, um orgânulo parecido com uma resistência elétrica.

Os radicais livres são um subproduto da respiração, processo no qual o oxigênio é transformado em energia. A cada vez que respiramos, 5% do oxigênio que entra no nosso organismo se transforma em radicais livres. São moléculas com elétrons livres, prontas para se ligar a qualquer coisa que apareça pela frente, mas que não encontram o seu par e viram "lixo". Portanto, é um paradoxo: o oxigênio é necessário para vivermos, mas é por ter de respirar que produzimos radicais livres, envelhecemos e morremos.

Felizmente, o organismo está preparado para resistir um pouco a essas agressões. Dois dos nutrientes que mais ajudam a combater os radicais livres são o selênio (p. 96) e a vitamina E (p. 111), que neutralizam os efeitos nocivos dos radicais livres. No entanto, se o indivíduo estiver em carência desses dois importantes antioxidantes, os radicais livres fazem a festa, atacando e destruindo as moléculas de DNA.

Vencendo a batalha interna

Felizmente, hoje, com o avanço da ciência, temos acesso a poderosos antioxidantes, capazes de proteger molécula por molécula, travando uma batalha protetora para nossas células.

Algumas formas de combater a oxidação são a atividade física moderada, as noites bem dormidas, uma alimentação balanceada, principalmente com bom suprimento de vitaminas, e o controle do estresse.

Além disso, os pesquisadores acreditam que certos alimentos têm o poder de realizar mutações genéticas que fazem com que o processo de envelhecimento celular seja retardado. Exemplos desses alimentos são alho, iogurte, amêndoas, nozes e castanhas.

É possível desacelerar o ritmo dos ataques dos radicais livres?

A teoria dos radicais livres no envelhecimento foi proposta há quase cinquenta anos pelo dr. Denham Harman. Segundo estudos como os do dr. Harman, o envelhecimento está associado a reações desencadeadas pelo oxigênio obtido pela respiração. Por outro lado, essas reações são essenciais para que as células retirem energia dos alimentos.

De acordo com o estudioso, "o corpo tem uma bomba-relógio, e a morte é o preço que pagamos para viver". Segundo ele, podemos viver até os 200 anos: "A natureza é muito inteligente. Os pássaros, por exemplo, têm o metabolismo alto, usam muito oxigênio e vivem relativamente muito mais. Um animal que tem um metabolismo alto normalmente não tem uma vida muito longa. Há pesquisas dizendo que os pássaros vivem mais porque menos de 1% do oxigênio que usam para viver é transformado em radicais livres. Por outro lado, em animais que sofrem um distúrbio de senescência, ou seja, que envelhecem rapidamente e morrem, descobriu-se uma falha nas mitocôndrias, que produziam muitos radicais livres no consumo de oxigênio".

Hoje, os engenheiros genéticos estudam uma modificação da mitocôndria humana, de modo que ela produza menos radicais livres ao transformar o oxigênio em energia.

No entanto, o primeiro passo para conseguir uma produção menor de radicais livres e retardar o envelhecimento, até certo ponto, é diminuir o consumo de comida, não em termos de nutrientes, mas de calorias. Quanto mais calorias você consome, de mais oxigênio o corpo precisa. Se você diminui seu consumo calórico em 10%, diminui sua necessidade de oxigênio em 10%.

O dr. Denham diz que o homem pode viver mais e melhor com uma alimentação equilibrada e uso moderado de certas vitaminas. As pesquisas alegam que a vitamina C (p. 107) e a vitamina E (p. 111), além de minerais como selênio (p. 96), podem mudar processos de degeneração e envelhecimento. Esses antioxidantes reagem com os radicais livres e diminuem o tamanho do estrago. A seguir, vamos falar mais especificamente sobre cada um desses elementos.

Entre esses nutrientes, o estudioso destaca o valor da vitamina C. Como ela não é armazenada em nosso organismo, existe a necessidade de uma alimentação rica dessa vitamina, com a ingestão de, no mínimo, cinco pedaços de frutas ao dia (você pode também fazer um suco com essa quantidade de fruta). Caso não tenhamos essa possibilidade em nossa alimentação, existe a alternativa de complementá-la com suplementos, sempre com a orientação de um profissional da área de saúde.

De olho na saúde

O maior problema, como destaca o dr. Harman, é como saber as quantidades ideais de vitaminas para cada indivíduo. Muitos podem estar tomando vitaminas demais, mas ninguém sabe qual é a quantidade ideal. Sabemos as quantidades ideais para ratos, pelas experiências, mas extrapolar isso para seres humanos é muito difícil.

Por enquanto, o dr. Harman recomenda e usa a seguinte fórmula, muito simples, para se manter jovem:

- 50 mg de vitamina C três vezes ao dia
- 400 UI de vitamina E uma vez ao dia
- 50 mg de selênio uma vez ao dia

Técnicas simples para se manter saudável

ESTIMULAÇÃO DA GLÂNDULA PINEAL, O OLHO DA MENTE

A glândula pineal, também chamada de epífise, é um corpo diminuto, de formato cônico, situada no meio da cabeça, atrás e acima da glândula pituitária. É tão pequena quanto uma ervilha e tem a forma de pinha, daí o seu nome.

A pineal contém um pigmento similar ao encontrado nos olhos e está ligada ao tálamo óptico por duas cordas nervosas. Por conta dessa forma parecida com um globo ocular, é considerada como um terceiro olho. Acreditava-se, até pouco tempo, que era um órgão atrofiado, um olho não desenvolvido, de funções indefinidas.

Mesmo assim, ela despertou o interesse dos cientistas, que descobriram funções suas relacionadas ao relógio biológico. Hoje, atribui-se a ela o controle da ação da luz sobre o corpo e dos ritmos circadianos.

Nossas células dos olhos, pele, sangue e ossos se compõem de verdadeiros *chips* que monitoram a luz. Todos os animais carnívoros têm a mesma origem e desenvolveram controles fisiológicos baseados em luz e escuridão. Nós e as plantas temos algo em comum. A molécula de hematina, que estrutura o grupo de células sanguíneas chamado hemoglobina, é a mesma que estrutura o "sangue" das plantas – ou seja, a clorofila.

O terceiro olho é provavelmente o centro de energia mais conhecido. Nas representações de santos budistas e hindus, ele era simbolizado por um círculo colorido ou uma pedra preciosa colocada entre as sobrancelhas, chamada *bindi*. Os hindus usavam entre as sobrancelhas, na região próxima ao terceiro olho, um cristal de quartzo branco, pois acreditavam que ele recebia a energia solar para estimular a pineal, resultando em mais saúde e longevidade. Os egípcios sabiam muitas coisas acerca do terceiro olho e representavam-no nas esculturas de seus deuses por uma saliência arredondada na fronte. Na antiga tradição da Índia, o chacra do terceiro olho é considerado o responsável pelo desenvolvimento da espiritualidade, pela clarividência e pela criatividade.

O filósofo e matemático francês René Descartes (1596-1650) também se curvou ao fascínio da pineal. Na sua famosa carta a Mersenne, escrita em 1640, ele afirmava que o local onde a alma se fixa mais intensamente é em uma glândula que existe no cérebro. Algumas religiões também consideram o terceiro olho como um centro de percepção espiritual. Estudos detectaram que a estrutura da pineal é composta por cristais de apatita, encontrados na natureza também sob a forma de pedras. Segundo as pesquisas, esse cristal capta campos eletromagnéticos, o que torna a pineal um receptor poderoso. Como uma antena parabólica, a pineal é capaz de captar as radiações eletromagnéticas da Lua – que regula o tempo de gestação – e as radiações eletromagnéticas vindas do Sol. Foi constatado que todos aqueles que procuram entrar em contato com outras dimensões espirituais apresentam maior quantidade de cristais de apatita na pineal.

No entanto, quem decodifica as informações recebidas pela pineal são outras áreas do cérebro, como o córtex frontal cerebral. As informações recebidas não serão compreendidas sem essa conexão. Os animais não fazem essa decodificação como os humanos: o cérebro deles não tem esse atributo.

É a glândula pineal que ativa a produção de hormônios sexuais no início da puberdade, dando início ao ciclo reprodutivo. É também por meio da pineal que os animais captam os campos eletromagnéticos da Terra, os quais orientam os ciclos naturais como as migrações das aves e das tartarugas. Vários estudos científicos, místicos e esotéricos atribuem a essa glândula também o controle da juventude. Boa parte das respostas para os mistérios da vida pode ser encontrada dentro de nós, guardada em códigos na pequena pineal.

Segundo Allan Kardec, "O hormônio segregado pela pineal gera os impulsos para as experiências que promovem seu desenvolvimento espiritual". Essa informação foi psicografada pelo médium Francisco Cândido Xavier e publicada pela primeira vez em 1958. A seguir, vamos falar mais sobre um dos mais importantes hormônios produzidos pela pineal.

A melatonina

Em todos os meus estudos, encontro registros de que atividades reprodutivas diminuem à noite, entre a meia-noite e o amanhecer, até em torno das seis horas da manhã. Isso quer dizer que a reprodução, ou seja, o acontecimento de uma fecundação, é mais viável durante o dia. À noite, a produção dos hormônios sexuais esteroides dá lugar ao aumento da produção de prolactina pela glândula pituitária. Tanto a prolactina como a melatonina são agentes que influenciam o processo de reprodução, controlando o estrogênio e a testosterona.

Você não consegue produzir melatonina durante o dia ou com as luzes acesas. As pessoas que vivem em grandes cidades dormem menos horas por noite e são bombardeadas por luzes que não deixam a pineal produzir a melatonina.

A Universidade de Chicago realizou um estudo que provou que a luz emitida através de um tubo de fibra óptica atrás do joelho de um sujeito que estava inteiramente coberto conseguiu, mesmo assim, interromper a produção de melatonina. Isso significa que *todas* as células da pele registram o *menor* feixe de luz em seu quarto.

Depois que escurece, a luz pulsante da tela da televisão destrói a produção de melatonina a longo prazo. Uma técnica simples para contornar o problema ao assistir televisão ou cinema depois das nove horas da noite é usar óculos com lentes rosadas para bloquear a luz verde. Em experiências clínicas, o uso de óculos com lentes vermelhas depois do pôr do sol aumentou, sozinho, a produção de melatonina em 70%. Depois disso, a ideia não parece mais tão ridícula!

Uma das funções da melatonina é a de ampliar o efeito supressor do apetite para que continuemos com sono. A melatonina mantém seu cérebro no estado de "alimentação", assim você continua a dormir e produz mais melatonina. Desse modo, a fome deveria ser o nosso despertador.

Menos melatonina faz com que a pessoa coma mais tanto de dia quanto de noite. Só o sono que você perde no início da noite já é suficiente para aumentar seu apetite por açúcar e, consequentemente, fazê-lo engordar. O ideal é dormir oito horas por noite e o mais próximo possível do escurecer.

Dicas para aumentar a produção de melatonina:

- Vá para a cama mais cedo, gradualmente.
- Durma o máximo de horas que puder.

- Acorde sempre o mais próximo possível do raiar do dia.
- Assista menos televisão à noite.
- Se for ao cinema ou se quiser assistir televisão depois das nove da noite, use óculos com lentes rosadas.
- Mantenha as luzes da casa numa intensidade baixa depois do escurecer.
- Procure dormir em total escuridão.

Atrasando o relógio com a ajuda da melatonina

O revolucionário *best-seller The Melatonin Miracle* [O milagre melatonina] resume o seguinte ponto de vista: "Estamos embarcando juntos em uma aventura. Somos a primeira geração a ter o poder de prevenir as doenças e a debilidade que acabaram por caracterizar o envelhecimento dito 'normal'. Pela primeira vez, temos o poder de preservar a juventude e de manter a vitalidade e o vigor pela vida afora". Assim, hoje, comprovou-se que é possível prevenir e, com a detecção precoce, até reverter doenças que antes eram vistas como consequências inevitáveis do envelhecimento "normal".

A glândula pineal produz melatonina não apenas para induzir ao sono e regular os sistemas hormonais do corpo mas também para nos proteger dos danos provocados pelos radicais livres. Com a medicina antienvelhecimento acendendo os refletores sobre a bioquímica dos radicais livres – sobre os quais falamos no começo deste livro –, a melatonina roubou a cena por causa de sua poderosa propriedade antienvelhecimento. A produção de melatonina pelo organismo atinge seu pico aos cerca de 20 anos, para depois iniciar um longo e lento declínio. A meta, para evitar o envelhecimento, é estimular a produção de melatonina e restaurar os níveis desse hormônio vigentes na juventude.

Geralmente, não se recomenda suplementos de melatonina a pessoas com menos de 50 anos, mas sim a estimulação da pineal por meio de exercícios respiratórios, mantras, alimentação (redução calórica) e vitaminas, como explicado no decorrer deste livro.

Se você tem de 50 a 60 anos, meu conselho é usar a melatonina em doses de 0,5 a 1,0 mg por dia, meia hora antes de dormir. É possível experimentar doses diferentes de acordo com suas necessidades, mas atenção: o uso excessivo dessa substância atrofia a glândula pineal.

E o que acontece com os animais quando os seus níveis de melatonina sobem ou baixam?

Uma engenhosa pesquisa científica do centro de patologia experimental de Locarno, na Suíça, em 1985, testou os efeitos da melatonina em camundongos velhos. A primeira experiência envolveu camundongos machos saudáveis. Os camundongos foram divididos em dois grupos: os que tomaram a melatonina e os que tomaram só água.

O espantoso é que os camundongos que não foram tratados continuaram envelhecendo, perderam a musculatura, desenvolveram falhas nos pelos, catarata nos olhos e todos os outros indicadores solenes de seu fim próximo.

Ao mesmo tempo, os camundongos que estavam recebendo melatonina não envelheciam, pareciam até mais jovens. Seu pelo tornou-se espesso e brilhante, os olhos, claros, os músculos, firmes, estavam com energia e pareciam muito mais jovens. Além do mais, continuaram a viver. Os camundongos não tratados começaram a morrer ao redor de 24 meses. Os tratados com melatonina sobreviveram mais de 30 meses, o equivalente, em termos humanos, a mais de 100 anos de vida.

Os camundongos tratados com melatonina permaneceram sexualmente ativos até quase o final de sua longa existência, com uma tireoide perfeita.

Melatonina contra o câncer

A incidência de câncer de mama tende a ser alta entre as mulheres que perderam a visão. Os cientistas teorizam que a glândula pineal dessas mulheres recebe um estímulo muito baixo de luz, o que reduz a produção de melatonina.

Além de prevenir o câncer, a melatonina, um dia, poderá ser útil como terapia contra esse mal. Em experimentos realizados em tubos de ensaio, o hormônio age diretamente sobre as células do câncer de mama, impedindo seu crescimento. Foram iniciadas pesquisas envolvendo pacientes com câncer para avaliar a eficácia do hormônio no tratamento.

Pesquisadores também usaram a melatonina como pré-tratamento para células de câncer de mama. Descobriram que o hormônio aumentava em cem vezes os efeitos inibidores do medicamento tamoxifeno, utilizado no tratamento do câncer.

A importância da vibração para a pineal

Descobriu-se que existem 52 sons essenciais que formam a matriz a partir da qual são formados todos os sons falados. Cada um desses sons tem um específico centro de origem e de vibração dentro do organismo humano.

A vibração é estimulante: quando os impulsos nervosos para um membro do corpo estão bloqueados, esse membro "adormece". Para restaurar os impulsos, a pessoa sacode, faz vibrar o membro afetado, e logo os impulsos retomam o seu curso normal. O mesmo ocorre com a pineal; quando adormecida, pode ser estimulada por meio de certas vibrações sonoras.

Repetindo inúmeras vezes "rá-rá-rá" e pondo cada vez mais força nesses sons, a pessoa logo sente vontade de cair numa gargalhada. A risada estimula o timo. Já a pineal é estimulada pelos sons graves. Os sons produzidos em uma conversa genérica também a estimulam – a pineal vibra com cada palavra falada –, assim como rezar ou pronunciar palavras desconexas em tom grave, como os mantras ou mantrans.

De acordo com fatores genéticos (tamanho dos pulmões, caixa torácica, laringe etc.) e fatores ambientais (liberdade de expressão na infância, quantidade de atenção recebida etc.), cada pessoa desenvolve cedo um conjunto específico de sons para realizar seus desejos pessoais.

Desse modo, a personalidade pode ser vista em grande parte como um produto do som, especialmente quando ela se torna estática, rígida e inflexível. Produzir sons destinados a fazer vibrar pontos específicos é a ciência dos mantras e dos mantrans, sobre a qual falaremos mais adiante (p. 39).

CHACRAS OU VÓRTICES

No nosso corpo, há poderosos campos energéticos, denominados de maneiras diferentes pelas tradições ocidental e oriental. São os pontos que regulam várias funções do corpo, chamados de chacras pelos hindus e de vórtices pelos lamas, e que, na visão ocidental, correspondem às sete glândulas do sistema endócrino.

É possível, através de vibrações da voz e exercícios específicos, estimular as glândulas e reverter o processo de envelhecimento.

Os chacras, sua localização e as glândulas endócrinas correspondentes são os seguintes:

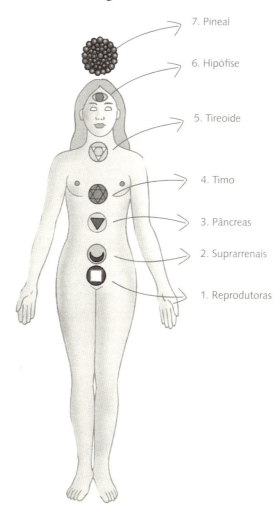

As glândulas, sua localização e os chacras correspondentes

	Glândulas	Localização	Chacra correspondente
1	Reprodutoras	Base da espinha	Básico
2	Suprarrenais	Baixo-ventre	Sacral
3	Pâncreas	Alto do abdômen	Esplênico
4	Timo	Peito	Cardíaco
5	Tireoide	Garganta	Laríngeo
6	Hipófise	Centro da testa	Frontal
7	Pineal	Alto da cabeça	Coronal

Os dervixes e a estimulação dos chacras

Uma das seitas mais místicas do islã é a dos dervixes dançantes. Essa classe de devotos muçulmanos baseia a sua vida na meditação e num modo de vida regrado e voltado para a conexão com a espiritualidade.

Em sua cerimônia religiosa, usando vestes largas e esvoaçantes, os dervixes rodopiam em torno do próprio eixo, realizando movimentos em forma de vórtice – uma forma geométrica popularmente conhecida como redemoinho. Por causa desses movimentos, que não cessam, os dervixes entram em transe, procurando assim estimular seus chacras e atingir a plenitude. Ao fim de meia hora de rodopios, eles ficam zonzos e permanecem em transe por algum tempo.

Se você observar o mundo que o rodeia, encontrará a forma do vórtice em toda parte. Talvez a representação mais facilmente reconhecível dessa forma seja um furacão – um exemplo que evidencia como o vórtice tem grande energia e poder.

Os tibetanos utilizam esse exercício dos dervixes para melhorar a circulação e estimular as sete glândulas endócrinas, pincipalmente a pineal. Estimula a mente, ajuda a prevenir as dores de cabeça e irradia um processo de rejuvenescimento em todo o corpo.

No corpo humano, os vórtices são visíveis em diversos locais. Um exemplo são as impressões digitais e o modo como o cabelo cresce na cabeça. Além disso, quando respiramos, o ar circula em numerosos minivórtices pelos condutos nasais, de modo a chegar aos pulmões aquecido, umedecido e filtrado, ou seja, pronto para ser utilizado pelo organismo. O próprio alicerce do nosso ser físico, as moléculas de DNA, tem a forma de duas espirais entrelaçadas.

Acredita-se que a energia do universo circule nos chacras em forma de vórtice.

Pratique o rodopio dos dervixes

1. Dê um rodopio no sentido horário, de braços abertos e com as mãos voltadas para baixo, respirando pelo nariz. Um rodopio corresponde a uma volta de 360 graus.

2. Para recuperar o equilíbrio ao terminar de rodopiar, fique com os pés separados na largura dos ombros, coloque as mãos no peito e olhe para baixo. Fique nessa posição até que a tontura passe. Depois, deite-se e relaxe.

Faça de 3 a 25 rodopios. Gire devagar no começo e vá aumentando a velocidade gradativamente, porém tomando cuidado para nunca perder o equilíbrio. Se tiver dificuldade, faça todo o exercício lentamente. No começo, faça poucas repetições, até sentir-se mais à vontade.

O rodopio pode provocar enjoo, dor de cabeça e perda do equilíbrio; caso isso ocorra, pare o exercício imediatamente. Se sentir dor no pescoço ou nos ombros ao rodopiar, dobre os braços nos cotovelos em vez de esticá-los completamente.

MEDITAÇÃO

Meditar é fazer um esforço intencional de estar calmo, sereno e consciente, é concentrar sua atenção.

A ideia é permanecer em serenidade. Meditar faz bem à saúde, dizem os médicos dos melhores centros do mundo. Eles não sabem o porquê, mas a lista de benefícios comprovados não para de crescer.

Nos últimos anos, a ciência moderna começou a documentar e verificar os benéficos efeitos psicológicos e fisiológicos da meditação e das práticas afins.

Meditação contra o envelhecimento

Em 1978 o dr. Keith Wallace, um fisiologista da Universidade da Califórnia, nos Estados Unidos, demonstrou os efeitos diretos da meditação no envelhecimento, medindo três indicadores biológicos: a pressão arterial, a visão e a audição. Todos eles melhoravam com a prática contínua da meditação, assim, Wallace afirmou que a idade biológica regredia de fato.

As pessoas testadas que praticavam a meditação havia menos de um ano tinham (conforme os testes fisiológicos) uma idade biológica funcional em média cinco anos inferior à cronológica. Já as que praticavam meditação havia mais de cinco anos mostravam-se até doze anos mais jovens na idade biológica funcional. Em outras palavras, a meditação regular reduz a idade funcional, tornando a pessoa efetivamente mais jovem. O médico Deepak Chopra e seu colega Jay Glaser também demonstraram que a meditação reverte o envelhecimento biológico. Chopra, que é endocrinologista, tornou-se um autor muito conhecido e uma autoridade na relação entre a meditação, a cura e o envelhecimento. Em

O essencial: corpo sem idade, mente sem fronteiras, Chopra apresenta um estudo mostrando que a meditação pode diminuir a idade biológica.

Pratique a meditação

Dizem que os melhores horários para a meditação são pela manhã, ao acordar, e às seis da tarde. Não é aconselhado meditar pelo menos uma hora antes ou uma hora depois das refeições.

A primeira etapa da meditação consiste no completo relaxamento do corpo. Isso é impossível de conseguir quando ele está numa posição errada.

Os antigos egípcios costumavam sentar-se em cadeiras, bem eretos, com os olhos fixos à frente, as palmas das mãos sobre os joelhos, os cotovelos bem arqueados, para abrir o peito, os calcanhares unidos e os dedos separados. Eles deixaram muitas estátuas representando a meditação nessa posição.

Já os hindus quase sempre meditam sentados no chão, com as pernas cruzadas. Os que têm um bom preparo usam a posição de lótus, na qual as solas dos pés ficam voltadas para cima e o corpo fica preso e equilibrado de tal maneira que o devoto não cai caso entre em transe.

Os chineses também agacham-se de cócoras e usam várias posições para as mãos e para os pés, a fim de conseguir diferentes resultados.

Mas não é preciso sentar-se de pernas cruzadas e fechar os olhos para meditar, basta concentração.

Em tese, é possível meditar em todos os momentos do dia. O importante é concentrar-se em uma ação específica, não se deve fazer uma tarefa pensando na hora de fazer a próxima.

O tempo gasto no trânsito, por exemplo, pode ser aproveitado para meditar. Uma boa dica pode ser concentrar-se na observação da respiração ou entoar um mantra. Ao contrário de muitas técnicas, essas práticas não exigem que você mude de estilo de vida, de visão de mundo nem de religião. Elas podem ser praticadas estritamente como uma forma de exercício.

Também é possível meditar caminhando. O monge budista Tchich Nhât Hanh, por exemplo, criou uma técnica baseada na observação da respiração e das passadas.

MANTRAS

Qualquer som tem efeito sobre o organismo. Basta ver como o seu corpo reage de forma diferente ao *heavy metal* ou à música clássica.

A repetição de alguns sons com ritmos e melodias específicas, com uma intenção clara, que pode ser de caráter espiritual, de relaxamento ou com fim estimulante, por exemplo, tem propriedades fisiológicas já comprovadas em estudos científicos realizados com monges budistas.

Monges tibetanos, que ficaram famosos e passaram a ser admirados pelos budistas e musicólogos ocidentais, ensinam uma espécie de modulação eficaz para tornar a voz mais grave. Esses monges passam horas emitindo sons graves, e a vibração produzida gera efeitos benéficos. Para meditar, os iogues procuram emitir sons de baixa frequência vibracional para atingir a pineal e, assim, acalmar o corpo e o cérebro. Com isso, procuram a cura de si mesmos e dos outros.

Nas tradições budista e hindu, os mantras são combinações de sons cuidadosamente escolhidos, dados pelo mestre de meditação para que o discípulo os repita com a maior frequência possível. Já um mantram é o mantra falado com afirmações pessoais e conexas, como uma reza, por exemplo.

Talvez o mantra mais conhecido no Ocidente seja o famoso mantra budista *om*. O *om*, de efeito rápido, vibra no topo da cabeça e visa a atingir um alto nível de liberação da mente e da espiritualidade. Segundo Tchich Nhât Hanh, "o universo é composto por sons, e o *om* é o mantra da formação do universo".

Na tradição hindu, o *aum* – o equivalente escrito do *om* tibetano – tem uma assombrosa ressonância. É um som profundamente sagrado. Seus três elementos (a-u-m) representam os três estados básicos da consciência: a vigília, o sonho e o sono profundo. Juntos, eles representam a consciência que tudo abrange na criação. Como exprimiu o poeta indiano Rabindranath Tagore, "*aum* é a palavra simbólica do infinito, do perfeito, do eterno".

Outro som que merece destaque é o *ma*, que se origina no coração. Por isso, esse som, que literalmente toca o coração, ajuda a formar a palavra "mãe" em quase todas as línguas do mundo.

A prática dos mantras para estimular a pineal

Este é um exercício simples que põe em funcionamento o princípio dos mantras e dos mantrans.

1. Tire os sapatos, as meias e, se usar, os óculos.
2. Sente-se confortavelmente no chão.
3. Respire pelo nariz naturalmente, várias vezes, até sentir-se relaxado.
4. Concentre-se na respiração.
5. Inspire. Ao expirar, produza o som *yam* (pronuncia-se *iããm*, com o *ã* longo). Deixe que a respiração o expulse de sua boca. Repita cinco vezes.
6. Inspire. Ao expirar, produza o som *vam* (pronuncia-se *vããm*). Repita cinco vezes.
7. Inspire. Ao expirar, produza o som *ram* (pronuncia-se *rããm*). Repita cinco vezes.

8. Inspire. Ao expirar produza o som, *yam* (pronuncia-se *iããm*). Repita cinco vezes.
9. Inspire. Ao expirar, produza o som *am* (pronuncia-se *ããm*). Repita cinco vezes.
10. Inspire. Ao expirar, produza o som *om* (pronuncia-se *óóómmm*). Repita cinco vezes.
11. Inspire. Ao expirar, produza o som "*om mane padme hum*" (pronuncia-se *óóómmm maaaniii paaadmiii uuummm!*). Module-o no tom mais grave que você for capaz de emitir, pronunciando as sílabas de um só fôlego. Repita cinco vezes e relaxe.

RESPIRAÇÃO

A respiração é mais do que um ato mecânico. Ela pode agir em órgãos específicos promovendo sua tonificação ou sedação, bem como profundas limpezas, dependendo de como for realizada.

As reações do sistema nervoso também influenciam muito a respiração. Repare que o ritmo dela é a primeira coisa que muda quando algo nos toca o físico ou a emoção. Se levamos um susto, inspiramos e prendemos a respiração. Se ficamos alegres, expiramos e soltamos os músculos. A ira, o estresse e a ansiedade mudam nossos ritmos respiratório e cardíaco, acelerando-os, desorganizando-os, retendo toxinas e lançando-as em nossos tecidos.

Por outro lado, quando rimos, além de produzir endorfinas – hormônios que agem contra o estresse, a insônia, os problemas digestivos, o medo e a exaustão –, também alteramos o ritmo da respiração: inspiramos rapidamente, para expirarmos com força e prolongadamente após um curto intervalo. Esse tipo de respiração assemelha-se ao da ioga, que, como o riso, mantém a boa forma e o astral alto. Vamos rir bastante?

Pessoas que não querem se envolver com seus sentimentos e intimidades têm uma respiração bastante superficial, que pode ser chamada de respiração torácica. Essa respiração, centrada no meio do peito, cria um aumento de pressão, dificultando o livre fluxo do ar. As pessoas de respiração torácica são quase inertes, retêm a pulsação de vida que trazem consigo e frequentemente estão de boca aberta para "apanhar" mais ar. São propensas a doenças coronarianas e à hipertensão arterial.

Em oposição à respiração torácica, existe a respiração abdominal, ou diafragmática, que começa na região do umbigo. Ela relaxa o sistema nervoso central ao mesmo tempo que aumenta o nível de energia do organismo. É esse tipo de respiração que será explorado nos exercícios a seguir, muito úteis para o dia a dia.

Exercícios respiratórios

Exercício 1 – Antiestresse

Este exercício antiestresse consiste em respirar por narinas alternadas e é excelente para ser praticado antes de dormir. Para fazer o exercício completo, repita três vezes o ciclo descrito a seguir.

1. Comece inspirando e expirando profundamente uma vez.
2. Em seguida, obstrua a narina direita com um dedo e inspire pela esquerda.
3. Segure a respiração com os pulmões cheios por alguns instantes e tampe a outra narina. (É importante só trocar a narina em atividade com os pulmões cheios.)
4. Expire pela narina direita e, sem destampar a esquerda, volte a inspirar.
5. Segure a respiração. Tampe a outra narina com os pulmões cheios.
6. Expire pela narina esquerda. O ciclo termina aqui.

Exercício 2 – Estimulante

Este exercício estimulante combate a apatia e a preguiça, aumentando o nível de energia e acelerando o metabolismo. Por esse motivo, é muito recomendado para pessoas obesas, pois ajuda na metabolização da gordura.

É um exercício executado pela respiração diafragmática e não completa: o ar entra e sai rapidamente da região umbilical. A passagem do ar é tão rápida que produz som. Seu nome correto é "respiração do fole acelerado", mas é popularmente chamada de "respiração de cachorrinho".

Por conta dessa característica, a atividade pode provocar uma sensação de tontura, pois hiperoxigena o cérebro. Caso isso aconteça, pare imediatamente o exercício: você poderá retomá-lo mais tarde. Com a prática, essa sensação passa, porque o corpo vai se acostumando.

1. Mantenha o corpo relaxado e imóvel. Só o diafragma se movimenta.
2. Inspire e expire o ar de 15 a 20 vezes seguidas movimentando apenas o diafragma, contraindo e expandindo-o. Preste atenção para não franzir os músculos faciais.
3. Descanse por 1 minuto antes de repetir o exercício. Repita o ciclo quantas vezes se sentir confortável.

Exercício 3 – Cerebral

Este exercício promove uma prática concentrada da respiração abdominal, que aumenta o suprimento de oxigênio de todo o corpo, especialmente do cérebro, através do sangue. Por isso, ela aprimora tanto a capacidade de ler como de falar.

1. Coloque suas mãos no abdômen.
2. Expire pela boca em sopros pequenos e curtos, como se fosse manter uma pena pairando no ar, até os seus pulmões esvaziarem.
3. Inspire profundamente, enchendo a barriga de ar como um balão (ao inclinar-se ligeiramente para trás você consegue inalar ainda mais ar).
4. Depois expire total e vagarosamente o ar.
5. Repita o ciclo 14 vezes ou quantas vezes conseguir.

Quer respirar melhor? Coma uma maçã

Um estudo divulgado na Grã-Bretanha confirma um tradicional ditado inglês: *"One apple a day keeps the doctor away"*, que, literalmente, significa "Uma maçã por dia mantém os médicos longe". Publicado pelo periódico britânico *Thorax*, o estudo baseia-se na análise das funções respiratórias de 2.512 homens entre 45 e 59 anos residentes na pequena cidade de Caerphilly, no País de Gales.

Depois de considerar algumas variáveis como a idade, o peso, a altura, a classe social, o tabagismo, a prática de esporte e a quantidade de calorias consumidas por dia, chegou-se à conclusão de que o único agente que influenciou profundamente a atividade pulmonar dessas pessoas foi a maçã que algumas comiam diariamente.

Segundo a responsável pelo estudo, Barbara Butland, docente da escola médica do Hospital Saint George, de Londres, Inglaterra, o hábito de comer uma maçã ao dia aumenta a capacidade pulmonar em média 138 ml. O professor Mark Britton, presidente da Fundação Britânica para os Pulmões (British Lung Foundation), declarou: "Agora temos mais provas sobre a relação entre uma dieta saudável e equilibrada e o bom funcionamento dos pulmões". A causa do fenômeno é um antioxidante, a cuercetina, que, além de estar presente na maçã, encontra-se em grandes quantidades no vinho tinto, nas cebolas e no chá preto.

O consumo da maçã também pode representar um agente de defesa para os pulmões contra a poluição ambiental e o cigarro. As conclusões do estudo britânico coincidem com as de outras pesquisas, segundo as quais os frutos não cítricos são melhores para os pulmões humanos que os cítricos, em geral ricos em vitamina C.

A professora britânica ainda advertiu que o efeito benéfico de uma maçã diária sobre a saúde humana não é obtido se a fruta for comida aos poucos ao longo do dia, tampouco esse efeito é potencializado se aumentarmos a dose diária para duas maçãs ou mais. Segundo ela, o efeito benéfico dessa fruta não é proporcional à quantidade consumida ou a uma frequência muito alta de consumo. Por isso, consumir apenas uma maçã por dia basta.

Outro ponto evidenciado pelo estudo de Butland foi que a vitamina E, mesmo que tomada em pílulas, favorece o sistema respiratório, posto que faz com que a capacidade pulmonar aumente em outros 39 ml. Se associada ao consumo de uma maçã por dia, os efeitos são ainda melhores.

ACUPUNTURA E DIGITOPUNTURA

Estes dois métodos, que fazem parte da medicina tradicional chinesa, podem ajudar a prevenir e a aliviar vários males e dores comuns, melhorando também a saúde de forma geral. Eles ajudam a regular as funções orgânicas, com efeitos benéficos para os sistemas circulatório, respiratório, digestório, nervoso etc.

O princípio da digitopuntura é o mesmo da acupuntura: estimular os pontos vitais do corpo, mas, no lugar das agulhas tradicionais da acupuntura, você mesmo pode fazer um estímulo com um palito de laranjeira com a ponta arredondada.

A estimulação dos pontos pode ter como objetivo o alívio imediato dos sintomas apresentados. Porém, se feita três vezes por semana, pode funcionar como um tratamento preventivo.

Guia dos pontos de digitopuntura

A seguir, incluí várias ilustrações que mostram alguns pontos utilizados na digitopuntura. São pontos localizados nas mãos, mas que tratam de problemas específicos em todo o corpo.

Incluí apenas pontos que são relativamente fáceis de localizar e que você pode estimular pressionando-os diretamente.

Passo a passo para estimular os pontos

1. Orientando-se pelas figuras a seguir, procure aquela que atende ao seu problema específico.
2. Procure, na mão esquerda, a localização dos pontos desejados.
3. Passe a ponta do palito em um dos pontos indicados até que ela se acomode em uma pequena cavidade; esse é o lugar ideal para a estimulação.
4. Pressione os pontos indicados, um de cada vez, por 5 a 10 segundos ou contando devagar até 10.
5. Se você tolerar estimulações mais fortes, pressione os pontos com mais força. É normal, quando existe um desequilíbrio ou desarmonia de energia, que o ponto estimulado fique extremamente sensível, até mesmo dolorido ao toque.

De olho na saúde

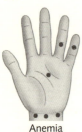
Anemia

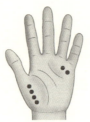
Artrose reumática

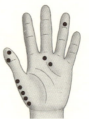
Asma, tosse, dor de garganta

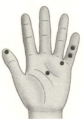
Cabelos sem saúde

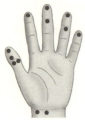
Calorões e menopausa

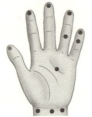
Falta de concentração

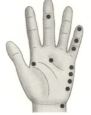
Diabetes

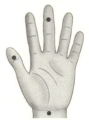
Dor de cabeça

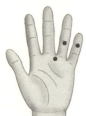
Dor de dente

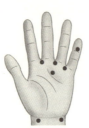
Dor muscular

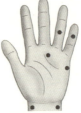
Envelhecimento (prevenção)

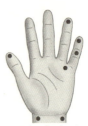
Falta de desejo sexual

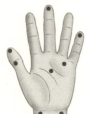
Hipertensão

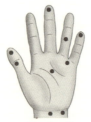
Hipotensão

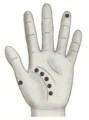
Hipotireoidismo

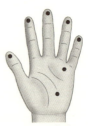
Imunidade baixa

Técnicas simples para se manter saudável

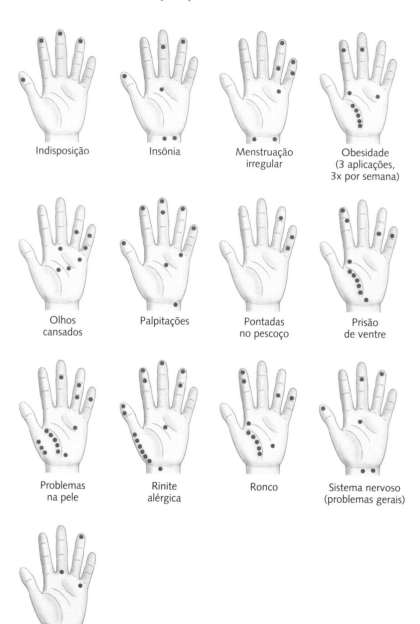

Indisposição · Insônia · Menstruação irregular · Obesidade (3 aplicações, 3x por semana)

Olhos cansados · Palpitações · Pontadas no pescoço · Prisão de ventre

Problemas na pele · Rinite alérgica · Ronco · Sistema nervoso (problemas gerais)

Vertigem

ENERGIA SEXUAL

Estima-se que, em média, o homem ejacula 5 mil vezes ao longo da vida. São cerca de 80 vezes por ano, em 65 anos. Isso gera mais de 15 litros de sêmen, algo entre 200 e 500 milhões de espermatozoides individuais por ejaculação.

Ao analisarmos a energia do ponto de vista do esperma, em cada ejaculação há potencial para criar um trilhão de seres humanos. Do ponto de vista energético, trata-se de uma imensa força criativa. Imagine o que um indivíduo poderia fazer com tanta energia se a utilizasse de outra maneira! Antes de mais nada, é bem provável que vivesse mais tempo. Como observou o conhecido taoísta Mantak Chia, "num sentido muito real, todo homem é capaz de criar um acúmulo de energia sexual literalmente mais poderoso que a bomba atômica".

Exercício para transmutação da energia sexual

A energia vital expressada na sexualidade pode ser redirecionada a outros centros energéticos do organismo. Na visão oriental, a energia sexual pode ser canalizada em outro sentido e transformada para propósitos mais elevados.

Ocasionalmente, as pessoas têm um excesso de energia sexual ou experimentam o desejo sexual quando lhes falta um parceiro ou parceira com quem compartilhar. Essa energia pode se manifestar em nervosismo e ansiedade e expressar-se em hiperatividade ou inquietude constante.

O exercício que será apresentado a seguir oferece uma válvula muito sadia, que equilibra e ajuda a eliminar essa tensão. É importante lembrar que ele deve ser praticado somente quando você estiver com excesso de energia sexual.

Esse exercício tem uma categoria muito particular, pois favorece a abstinência sexual, e é um dos métodos supremos de adquirir uma aparência notavelmente juvenil. Ele pode ser adaptado e usado para ajudar a encontrar meios novos e criativos de exprimir a energia sexual, mesmo que não se leve uma vida totalmente casta. Portanto, mesmo que você não esteja interessado em ser completamente celibatário, acho que o exercício tem o seu valor.

1. Fique em pé, com os pés ligeiramente separados, e expire devagar, pela boca, enquanto inclina o corpo para a frente, curvando a cintura.
2. Coloque as mãos nos joelhos, continue expirando até esvaziar os pulmões e volte para a postura ereta. Inspire pelo nariz e novamente expire pela boca. Ao começar a inspirar, projete o abdômen para fora; ao final, relaxe e solte os braços.

3. Ponha as mãos nos quadris e pressione-os para baixo.
4. Encolha o abdômen e erga o peito ao máximo. Faça sem inspirar. Fique nessa posição o máximo de tempo possível.

ATENÇÃO

Faça apenas 2 ou 3 repetições.

Inspire sempre pelo nariz e expire sempre pela boca.

Alimentação

ALIMENTOS E INGREDIENTES QUE EXIGEM MAIS ATENÇÃO

Índice glicêmico (IG)

Você sabia que, depois da água, os carboidratos são as substâncias que o ser humano mais consome? Na verdade, os carboidratos têm um lugar especial na nutrição humana.

A glicose, o carboidrato mais simples, é o combustível essencial para o cérebro. O carboidrato é uma fonte vital de energia e não temos condições de excluí-lo da alimentação. Entretanto, nem todos os carboidratos são iguais – é preciso escolher o tipo certo de acordo com nosso estilo de vida.

Nosso organismo é movido a combustível, exatamente como os carros. O combustível humano é uma mistura das proteínas, das gorduras e dos carboidratos que consumimos. As proporções reais em nossa alimentação variam e são determinadas, em grande parte, pela última refeição que fazemos no dia. O ideal é que comamos quantidades menores à noite para acordarmos com fome no dia seguinte.

O que é o IG

Os professores David Jenkis e Tom Wolever, da Universidade de Toronto, Canadá, foram os primeiros a usar o termo "índice glicêmico" (IG) para comparar a capacidade que diferentes carboidratos têm de elevar a glicose no sangue. Alimentos com alto IG contêm carboidratos que exercem um efeito radical sobre os níveis de glicose no sangue, enquanto alimentos com baixo IG contêm carboidratos com muito menos impacto.

Os alimentos são classificados em uma escala de 0 a 100, tomando-se como referência a glicose pura, cujo IG é 100. Por exemplo: O IG da cenoura é 49, o que equivale a 49% do IG da glicose pura, que é 100.

Embora pareça estranho, existem alimentos com IG acima de 100. Há uma explicação para isso: a glicose é uma substância altamente concentrada que tende a se manter algum tempo no estômago. Em contrapartida, alguns alimentos contêm amido, e são digeridos em uma velocidade muito rápida, o que aumenta o IG.

CATEGORIAS DO IG

Os alimentos podem ser classificados em três categorias, segundo o índice glicêmico (IG):

- até 55: baixo
- de 56 a 70: moderado
- maior que 70: alto

Alimentação

IG de uma refeição

O IG de uma refeição é calculado a partir da soma do IG de cada alimento composto de carboidratos ingerido nela. A reação da glicose sanguínea a uma refcição é determinada, antes de tudo, por seu teor de carboidratos. Tanto a quantidade quanto a qualidade de carboidratos nos alimentos consumidos influenciam o aumento da glicose no sangue.

O conhecimento do IG proporciona aos diabéticos e obesos um novo estilo de vida, libertando-os de restrições alimentares difíceis de seguir, mal formuladas e, muitas vezes, contraproducentes. Muitas pessoas com diabetes e obesidade percebem que, apesar de seguirem todas as orientações, seu nível de glicose no sangue permanece alto.

Esse conhecimento proporciona um auxílio nos tratamentos para:

- pré-diabéticos;
- diabéticos;
- pessoas com elevados níveis de glicose no sangue;
- pessoas com altos níveis de triglicerídeos e baixos níveis de colesterol HDL;
- pessoas com peso acima do ideal;
- pessoas com excesso de gordura abdominal.

Diabetes e o IG

Para compor uma alimentação equilibrada e adequada ao controle do diabetes, devemos dar preferência a:

- Alimentos integrais, como pães e arroz integral, que são boas opções de carboidratos, pois possuem maior quantidade de fibras.
- Frutas inteiras em vez de sucos, pois, no processamento de sucos, há sempre uma perda de fibras. O suco de uma laranja produz um aumento maior da taxa de açúcar no sangue do que a ingestão de uma laranja.
- Vegetais frescos na forma de saladas, evitando molhos gordurosos como aqueles à base de maionese e preferindo temperar com azeite, limão e ervas.
- Consumo de peixes e aves com maior frequência, e, ao consumir carnes vermelhas, preferir cortes magros e retirar a gordura visível.
- Ingestão da menor quantidade possível de alimentos ricos em gordura saturada, tais como manteiga, *bacon*, queijos gordurosos.
- Produtos lácteos com baixo teor de gordura e sem adição de açúcar.

Emagrecimento e o IG

O IG pode desempenhar um papel importante no controle do peso, ajudando a moderar o apetite e os níveis de insulina. Os alimentos com IG baixo proporcionam duas vantagens essenciais para as pessoas que tentam emagrecer:

1. Saciam e mantêm a pessoa satisfeita por mais tempo.
2. Ajudam a queimar mais gordura corporal e menos músculos.

Emagrecer com alimentos com IG baixo é mais fácil porque não é necessário passar fome. Eles permanecem mais tempo no intestino delgado, estimulando os receptores que comunicam ao cérebro que ainda há alimento para ser digerido no intestino. Alimentos com IG alto, pelo contrário, podem estimular a fome, porque são digeridos rapidamente e exigem muita insulina. Além disso, depois da ingestão desses alimentos, quando os níveis de glicose no sangue sobem, são liberados hormônios do estresse, como adrenalina e cortisol, que tendem a estimular o apetite. A escolha dos melhores carboidratos ajuda a controlar a fome, minimiza os níveis de insulina e promove a queima de gordura, contribuindo para a perda de peso. Sentir fome é evitável para quem quer emagrecer: carboidratos com baixo IG, como aveia e massas integrais, sustentam a sensação de saciedade até praticamente a próxima refeição.

Compulsão alimentar

A insulina é produzida quando comemos alimentos com IG alto. O excesso desse hormônio diminui o nível de glicose no sangue, gerando assim uma sensação de fome. Em casos mais graves, essa situação pode se desdobrar em uma compulsão alimentar, uma sensação de fome que nunca é saciada.

A má notícia é que isso significa abrir mão de comer arroz branco e batata todo dia. Além de IG altíssimo, eles têm poucos nutrientes comparados a substitutos como brócolis ou ervilha.

Gorduras e carboidratos: não há heróis ou vilões

Gorduras e carboidratos devem estar presentes na sua dieta. Vários tipos de alimentos, como açúcar, mel, chocolate, pão integral, frutas e bombons, fornecem carboidratos. Só que alguns engordam e outros ajudam a perder peso, pois são verdadeiros "queimadores de gorduras". Tudo depende apenas do IG.

Entre as gorduras, prefira as de peixes, nozes e azeite de oliva. Entre os carboidratos, escolha aqueles presentes em grãos integrais, frutas e verduras. Arrume substitutos para manteiga, margarina, carne vermelha, arroz branco e batata.

Os alimentos devem ser de origem mais natural. Assim, podemos substituir alimentos refinados pelos integrais, trocar alface por espinafre, que tem mais fibras, e suprir diversos nutrientes presentes em carboidratos com fontes proteicas como peixe e frango, evitando carne vermelha.

Outras descobertas

Outras descobertas também fornecem indícios de que as dietas com IG baixo são capazes de reduzir, especificamente, a gordura abdominal.

Em um estudo francês, homens com sobrepeso foram divididos em dois grupos. Um recebeu dieta com IG baixo, o outro com IG alto, as duas dietas equivaliam em energia e na composição dos macronutrientes.

Depois de cinco semanas, a massa de gordura corporal de todos foi medida por métodos radiológicos sofisticados. Só os homens que fizeram a dieta com IG baixo perderam 500 g de gordura no abdômen. Não houve diferença na gordura subcutânea (isto é, a gordura sob a pele).

> Você pode conseguir uma redução efetiva no IG substituindo pelo menos um carboidrato com IG alto em cada refeição por um tipo com IG baixo.

IG de alguns alimentos comuns (relativos à glicose = 100)

Alimento	IG
Cereais matinais	
Aveia	42
Flocos de milho	77
Mingau	42
Müsli não torrado	49
Müsli torrado	43
Cereais/massas	
Arroz branco polido	70
Arroz integral	50
Arroz instantâneo agulhinha	87
Arroz parbolizado	58
Espaguete	38
Macarrão instantâneo	47
Massas com ovos	32
Trigo sarraceno	54
Pães	
Baguete	72
Croissant	67
Pão branco	95
Pão de centeio integral	41
Pão de cereais	49
Pão integral	77
Pão sírio	57
Biscoitos	
Biscoito de água e sal	78

Alimento	IG
Lanches e aperitivos	
Amendoim	14
Batata frita	80
Nugget de peixe	38
Pipoca	72
Salsicha	28
Sushi	48
Sopas	
Sopa de ervilha verde	66
Sopa de lentilha	44
Sopa de tomate	38
Doces	
Bala de goma	80
Barra de cereal	61
Bolo de banana	47
Bolo de chocolate	80
Chocolate amargo	44
Chocolate ao leite	62
Adoçantes	
Frutose	100
Glicose	100
Lactose	46
Mel	55
Sacarose	68

Alimentação

Alimento	IG
Bebidas	
Refrigerante de cola	80
Refrigerante de laranja	68
Suco de laranja	52
Suco de maçã	40
Hortaliças	
Abóbora	75
Agrião, brócolis e espinafre	15
Batata assada	85
Batata cozida	88
Batata-doce	44
Beterraba em conserva	64
Cenoura	49
Ervilha	48
Inhame	37
Milho	54
Purê de batata	91
Frutas	
Abacaxi	46
Ameixa	39
Banana	52
Cereja	22
Coco	40
Damasco seco	30
Kiwi	58
Laranja	42
Maçã	38
Mamão	56
Manga	51
Melancia	72

Alimento	IG
Frutas	
Pera	38
Pêssego enlatado	58
Pêssego fresco	42
Uva	46
Uva-passa	64
Uva sem sementes	56
Laticínios	
Creme de leite	43
Iogurte natural	15
Iogurte semidesnatado	33
Leite achocolatado	42
Leite condensado	61
Leite desnatado	32
Leite integral	27
Sorvete	61
Sorvete *diet*	50
Leguminosas	
Fava	79
Feijão-carioca	28
Feijão-manteiga	31
Feijão-preto	30
Grão-de-bico	28
Lentilha	29
Soja	15
Outros	
Carne vermelha e branca	0
Frutos do mar	0
Óleo vegetal	0

De olho na saúde

Teste

Que tipo de carboidrato você comeu ontem?

1. Lembre-se dos alimentos ricos em carboidrato que você comeu ontem. Inclua os lanches, além das refeições principais.
2. Assinale a seguir os tipos de alimentos que você comeu.

IG alto	IG baixo
Frutas	
Abacaxi	Ameixa, damasco, cereja
Melão	Banana
Melancia	*Kiwi*
Uva	Maçã
Alimentos à base de amido	
Arroz branco	Arroz integral
Batata (assada, em purê etc.)	Feijão cozido
Batata-doce	Grão-de-bico, lentilha
Cuscuz	Massa integral
Massa não integral	Soja
Pães	
Pão de fôrma branco	Pão de grãos
Pão francês	Pão integral
Cereais	
Aveia	Mingau de aveia
Flocos de milho	*Müsli*

IG alto	IG baixo
Biscoitos	
Biscoito de água e sal	Biscoito de arroz integral
Aperitivos	
Barra de cereal com cobertura de chocolate	Ameixa seca
Caramelo	Damasco seco
Pipoca	Iogurte
Tâmara	Nozes

Agora some os itens assinalados em cada coluna de alimentos. Os alimentos na coluna da esquerda têm um IG alto. Se você assinalou mais nessa coluna, está fazendo uma dieta com IG alto. Pense em alterar algumas de suas escolhas para incluir mais alimentos da coluna da direita.

Gorduras e IG

Não combine alimentos ricos em gorduras com alimentos com alto IG. Ao comer massas acompanhadas por molho branco ou carnes gordurosas acompanhadas por batata, o carboidrato de alto IG (no caso, a batata ou a massa) atrai rapidamente a insulina para o sangue, que, por sua vez, faz as gorduras imediatamente se alojarem na cintura. Isso não acontece quando você come a carne com carboidratos de baixo IG (como massas integrais). A insulina permanece ausente e a gordura poderá ser queimada nas células musculares. Veja mais alguns exemplos:

- Combinação ruim: carne gorda assada com bolinhos de batata, massa com molho branco, pão com manteiga e geleia, *croissant* com chocolate, pão branco com queijo amarelo.
- Combinação boa: carne magra com arroz integral, massa integral com legumes ou com frutos do mar.

Hipoglicemia: a exceção à regra do IG baixo

Nos diabéticos tratados com insulina ou medicamentos, o nível de glicose no sangue pode cair abaixo de 154 mg/dl, que é o limite mínimo da taxa normal. Quando isso acontece, a pessoa pode se sentir faminta, trêmula, acalorada e sem conseguir pensar com clareza: é a hipoglicemia.

Trata-se de uma situação potencialmente perigosa e deve ser tratada de imediato com a ingestão de carboidratos. Nesse caso, é preciso escolher um carboidrato com IG alto, para elevar rápido o nível de glicose no sangue.

Gordura abdominal

Comer com frequência e por muitos anos alimentos ricos em carboidratos e, portanto, facilmente convertidos em açúcar, aumenta o percentual de gordura na região abdominal. Essa gordura em volta da cintura faz o organismo produzir hormônios que aumentam e estimulam a divisão celular gordurosa e que provavelmente aumentam a probabilidade de ocorrência de câncer.

A obesidade da parte superior do corpo é o fator de risco mais expressivo para o diabetes e também para a apneia do sono, causada por um colapso do tecido mole na parte posterior da garganta que bloqueia a passagem de ar durante o sono. Com o sono prejudicado, o corpo perde energia rapidamente e a fome torna-se mais intensa.

Perda de peso com uma dieta de IG baixo

Com o aumento da insulina no sangue, podem ocorrer problemas como obesidade, diabetes, hipertensão e outros males cardíacos. As orientações contidas aqui não devem ser seguidas apenas por um período, como em outros programas de perda de peso, mas, sim, para sempre.

Na fase inicial, de duas semanas, pode-se perder até dois quilos. Depois, perde-se cerca de um quilo na terceira semana e mais um quilo na quarta, totalizando quatro quilos por mês, em média, levando em conta que cada pessoa tem um metabolismo e que ninguém reage igual. O ritmo metabólico de cada um vai depender de exercícios e quantidade de alimentos calóricos. O sucesso de uma dieta com baixo IG, recomendável não só para diabéticos mas para todos, dependerá da determinação em adquirir novos hábitos alimentares. A perda de peso será a consequência de uma melhor qualidade de vida, basta seguir alguns princípios:

- Coma pelo menos um alimento com IG baixo em cada refeição.
- Alimente-se a cada três horas, evitando assim longos jejuns. Fazer alguns lanches evita que se coma demais durante as refeições e ajuda a controlar o apetite. A escolha dos alimentos é importante, sem dúvida. O consumo regular de alimentos com IG baixo aumenta a saciedade nas refeições e reduz a ingestão subsequente de energia, o que ajuda a evitar o ganho de peso.
- Inclua uma única fruta por vez em suas refeições, pois em grande quantidade elas podem elevar rapidamente sua glicemia.
- Outro alerta importante é ficar de olho nas proteínas que serão consumidas. A gema do ovo, o leite e seus derivados e as carnes vermelhas devem ser consumidos em porções moderadas. Embora tenham IG baixo, seu índice de gorduras saturadas é alto e, portanto, são alimentos calóricos, que podem comprometer o tratamento.
- No café da manhã, troque o pão branco pelo integral ou por cereais sem açúcar ou com adoçantes de baixo teor calórico (exceto aspartame). É indicado consumir também uma fatia de queijo magro (branco *light* ou de soja) e um copo de leite vegetal, iogurte *light* ou suco de fruta, de preferência batidos com aveia, linhaça ou amêndoas.

No lanche, bolos integrais ou uma porção de maçã, pera, melão ou damasco.
- No almoço, consuma à vontade verduras como acelga, rúcula, alface ou repolho, cenoura crua, legumes refogados, arroz integral e almôndegas de proteína de soja. Na sobremesa, troque os doces por frutas (banana, pera ou maçã).
- O lanche da tarde pode ser um copo médio de vitamina preparada com frutas e leite vegetal ou leite animal sem lactose e uma fatia pequena de bolo integral, ou, ainda, uma fatia torrada de pão de grãos.
- No jantar, procure fazer um lanche ou uma refeição pobre em gorduras.
- Antes de dormir, tome um iogurte desnatado com farelo de aveia ou linhaça ou coma uma pequena porção de ameixa ou damasco seco.

Alimentos com IG baixo

Antes de comprar um produto industrializado, examine a lista de ingredientes e a tabela nutricional no rótulo para saber quais são os ingredientes e nutrientes predominantes. Veja as quantidades de gorduras trans, gorduras saturadas, farinhas refinadas, açúcar, sal, sódio e corantes e evite produtos com níveis muito altos dessas substâncias.

Inclua na sua lista de compras alimentos que suprirão suas necessidades nutricionais básicas e ajudarão a emagrecer com saúde e ainda perder a barriga. Todos os alimentos relacionados a seguir são excelentes e ajudarão a transformar sua gordura em músculos (desde que as dosagens sejam baixas). Associe a isso exercícios básicos para auxiliar na diminuição e no fortalecimento do abdômen. Incorporar esses alimentos nas suas refeições diárias evita que você se empanturre com perigosos causadores de acúmulo de gordura.

- Amêndoa e nozes.
- Aveia integral.
- Azeite de oliva extra virgem.
- Feijões e leguminosas.
- Frutas vermelhas, como morango e mirtilo.
- Hortaliças e folhas verdes.
- Laticínios com pouca gordura (leite desnatado sem lactose, leites vegetais, iogurte *light* e queijos magros, como *cottage* ou ricota).
- Ovos (apenas a clara).
- Pães e cereais integrais.
- Peru e outras carnes com pouca gordura.

A seguir, há mais detalhes sobre alguns alimentos de IG baixo (todos têm IG menor que 55):

- Iogurte: tem bactérias saudáveis, os lactobacilos, que atuam no controle da flora intestinal, desinchando o intestino e melhorando a síndrome do intestino irritável.

- Pera: rica em potássio e em pectina, também auxilia a desinchar, por ter ação diurética e estimular o intestino.
- Maçã: com uma maçã por dia, é possível sentir um aumento na capacidade respiratória em até 30% em cinco anos. Por ter muita pectina, também auxilia na eliminação de líquidos.
- Melão, melancia, abacate, banana e manga: riquíssimos em potássio, têm excelente efeito diurético, desinchando.
- Pepino: também tem ação diurética, ajudando a perder peso e a eliminar toxinas. É fonte de diversos minerais como potássio, cálcio, manganês e enxofre.
- Aipo, ou salsão: rico em potássio, tem ação diurética, desinchando.
- Cenoura: aumenta a memória e combate a colite, a síndrome do intestino irritável e os gases.
- Limão: apesar de ter sabor ácido, ele se torna alcalino quando encontra o ácido clorídrico do estômago. Tem ação diurética, ajudando a eliminar líquidos e toxinas pelos rins.
- Beterraba: rica em potássio, tem ação laxante suave e é boa para a memória.
- Farinha de maracujá: pode diminuir a taxa de açúcar no sangue, favorecendo quem tem diabetes, e reduzir a absorção de gorduras pelo organismo. É

a pectina da casca da fruta que provoca a sensação de saciedade e inibe a absorção de gorduras. Ela vira uma fibra gelatinosa, que gruda nas moléculas de gordura e as faz passar direto pelo sistema digestivo, sem serem absorvidas. Use a farinha de maracujá em vitaminas, bolos, pães etc.
- Azeite: diminui a retenção líquida, abaixa o índice glicêmico e diminui inflamações.

Curiosidades e dicas

Carboidratos contra os doces

A vontade incontrolável de comer doce no meio do dia pode ser um desejo motivado pelo tipo de refeição feita horas antes. O melhor é evitar o consumo de pão, arroz e macarrão, alimentos ricos em carboidratos de fácil digestão, nas refeições. Os carboidratos consumidos devem ser integrais; por saciarem mais do que os refinados, eles podem evitar a vontade de comer doce. Ao incluir esses carboidratos integrais em todas as refeições, eles se transformam em açúcar e, por isso, são a principal fonte de energia do organismo.

Comprovação científica

Em um estudo na África do Sul, os pesquisadores Brand-Miller dividiram os voluntários com sobrepeso em dois grupos: um grupo ingeriu alimentos com poucas calorias e IG alto, e o outro ingeriu alimentos com poucas calorias e IG baixo. A quantidade de calorias, gorduras, proteínas, carboidratos e fibras na alimentação era a mesma para os dois grupos, apenas o IG das dietas era diferente. A dieta do grupo com IG baixo incluía alimentos como lentilha, massas integrais, mingaus de milho e excluía alimentos como batata e pão. Depois de 12 semanas, ambos os grupos tinham perdido peso, mas os do grupo que seguiu a dieta de IG baixo perderam, em média, dois quilos a mais que os do grupo que seguiu a dieta com IG alto.

Coma arroz e feijão

É dica de emagrecimento. Um levantamento feito com 3 mil adultos no Rio de Janeiro revelou que os adeptos de uma dieta tradicional de arroz e feijão estavam mais esbeltos. Segundo a endocrinologista Rosely Sichieri, autora do estudo, as pessoas que não apreciam a dupla acabam recheando o prato com itens não tão saudáveis, como frituras, massas e carnes. Ela defende que o arroz e o feijão facilitam o mecanismo de saciedade por serem alimentos com baixo IG. Isto é, a dobradinha tipicamente brasileira não promove picos de insulina, responsáveis por hipoglicemia e fome.

Vitaminas

As vitaminas, bebidas batidas com uma mistura de alimentos como frutas e cereais, podem substituir refeições e ser lanches extraordinários, se preparadas com ingredientes de baixo IG. Por ter bastante consistência, elas ocupam muito espaço no estômago e promovem saciedade.

Um estudo realizado pela Universidade Estadual da Pensilvânia constatou que as pessoas que consumiam vitaminas de iogurte batidas até alcançarem o dobro do volume original ingeriam 96 calorias a menos do que aquelas que tomavam a mesma mistura sem ser batida.

Outro estudo, da Universidade do Tennessee, revelou que as pessoas que acrescentavam três porções diárias de iogurte à dieta perdiam 61% mais gordura corporal e 81% mais gordura abdominal do que as que não comiam esse alimento. Os pesquisadores supõem que o cálcio ajude a queimar gordura e a limitar a quantidade de nova gordura que o corpo pode produzir.

Gorduras

Não é apenas a quantidade de gordura que comemos que pode nos deixar doentes mas também o tipo, já que a maior parte da gordura que se consome hoje vem na forma de gordura saturada.

Os avanços da endocrinologia possibilitaram estudos que acompanhassem a reação do corpo aos diferentes tipos de alimento e provassem que as gorduras não fazem só mal. De fato, elas elevam o colesterol ruim, conhecido como LDL, mas algumas elevam também o colesterol bom, conhecido como HDL, que faz bem ao coração.

Além disso, está ficando claro que comer um pouco de gordura sacia a fome. Assim, quando ingerimos gordura de menos, acabamos comendo açúcar demais.

Cada tipo de gordura apresenta uma estrutura molecular diferente e, consequentemente, causa um efeito distinto sobre o corpo. Para resumir, gorduras sólidas são piores que as líquidas. As sólidas são de dois tipos:

- Saturadas (como a manteiga comum).
- Trans, também chamadas de gorduras vegetais hidrogenadas (como a maior parte das margarinas).

Já as gorduras líquidas são insaturadas, como o azeite e os óleos presentes em castanhas.

A gordura, em suas várias formas, é responsável por aproximadamente 25% a 30% do peso corpóreo adulto normal. Ela acolchoa órgãos vitais, funciona como um cobertor sob a pele, armazena energia e serve como estrutura básica para todos os tecidos vivos. Adultos precisam de determinadas gorduras em sua alimentação para o reparo dos tecidos e como componentes básicos nos processos químicos dos quais dependem os hormônios.

Algumas formas de gordura nos alimentos são mais importantes do que outras. Por exemplo, para crescer e se desenvolver, uma criança precisa de gordura na alimentação. O interessante fato de o leite materno ser rico em determinadas gorduras essenciais, principalmente no ácido gama-linolênico, nos dá uma pista de quais são os tipos de gordura mais importantes.

Gorduras trans

Gordura trans é a popularmente conhecida "gordura hidrogenada". Na sua fabricação, passa por um processo de hidrogenação que consiste em adicionar hidrogênio à gordura vegetal, permitindo que o produto dure mais tempo na prateleira do supermercado. Esse processo faz com que a gordura, ao ser consumida, eleve muito o nível de LDL (colesterol ruim) no sangue.

Ácidos graxos

Existem duas famílias principais de ácidos graxos essenciais ao corpo humano: ômega-3 e ômega-6. As plantas e as sementes são boas fontes da variedade ômega-6. E, embora frequentemente associemos a série ômega-3 ao óleo de peixe, ela é também encontrada em determinadas plantas, como gramíneas e vegetações aquáticas. Na verdade, é por se alimentar dessas plantas que os peixes e alguns outros animais ingerem o ômega-3, que é então armazenado em seus depósitos de gordura.

Os ácidos graxos são antidepressivos, pois ajudam a regular os níveis de serotonina. Indivíduos deprimidos, com tendências suicidas, impulsivos e violentos muitas vezes têm baixos níveis cerebrais de serotonina.

Benefícios dos ácidos graxos

A escassez de ácidos graxos ômega-3 na alimentação do cidadão médio atual foi cientificamente associada a diversos distúrbios comportamentais e problemas mentais comuns na modernidade. Entre eles, estão: depressão, problemas de memória, baixa capacidade de raciocínio, esquizofrenia, "senilidade", doença de Alzheimer, doenças neurológicas degenerativas, esclerose múltipla, alcoolismo, problemas de visão, irritabilidade, hostilidade, desatenção, dificuldade de concentração, agressividade e violência.

Já a deficiência de ômega-6 é associada a males como câncer, doenças cardiovasculares, inflamações, doenças autoimunes, desconforto mamário, tensão pré-menstrual, problemas de pele, osteoporose, esclerose múltipla e complicações diabéticas.

É possível detectar uma deficiência de ácido graxo que venha a afetar o cérebro. Os sinais primários, segundo os pesquisadores Burgess e Stephens, da Universidade Purdue, são: sede excessiva; urina frequente; pele seca; cabelo ressecado, com aspecto de palha; caspa; e pequenos caroços nos braços, nas coxas ou nos cotovelos.

A seguir, você conhecerá mais a fundo outros distúrbios que podem ter significativas melhoras com o consumo de ácidos graxos.

Artrite e saúde da pele

A função mais bem documentada dos ácidos graxos é a melhora das condições inflamatórias, principalmente da artrite. Após a ingestão diária de 800 mg de ômega durante 12 semanas, membros de um grupo de estudo com artrite apresentaram grande melhora na mobilidade das articulações e redução da rigidez matinal.

Além disso, são comprovados seus benefícios também para a pele. Em um estudo com 179 participantes que tomaram quatro cápsulas de óleo de linhaça duas vezes ao dia, juntamente com as refeições, numa dosagem total de 360 mg de ácido gama-linolênico (GLA), a pele melhorou em 111 deles.

Tensão pré-menstrual (TPM)

Praticamente todos os nutricionistas oferecem ômegas para os casos de TPM. O tratamento é simplesmente notável, e há alguns trabalhos publicados comprovando tal efeito, citados em artigo de Mariana Versolato.

Os níveis de ácido graxo são bastante reduzidos nas mulheres com TPM, provavelmente em função da incapacidade de fabricar GLA, uma consequência da instabilidade hormonal. Irritabilidade, cãibras e dores nos seios geralmente são eliminadas após três meses de terapia com ômegas. Costuma-se administrar de duas a três cápsulas de óleo de linhaça por dia.

Desidratação

Com a idade, nosso corpo tende a perder a capacidade de produzir fluidos e lubrificantes. Mesmo entre os jovens que seguem uma dieta disciplinada de baixo teor de gordura, é comum o problema de secura nos olhos e na boca. O ômega é a solução para isso.

Obesidade

A influência dos ácidos graxos no metabolismo é uma área relativamente nova de estudo. Várias pessoas que usaram doses suplementares de ômega tiveram perda média de 15 quilos, sem mudar a dieta. Em um estudo bem-sucedido, metade das pessoas perdeu peso apenas tomando 400 mg diários de ômega, sem nenhum esforço consciente adicional ou dieta.

O fato é que precisamos de gordura para queimar gordura. Estudos demonstram que esportistas que cortaram a ingestão de gorduras repentinamente começaram a engordar e a perder tônus muscular. Os ácidos graxos são tão importantes quanto as vitaminas, pois, sem eles, o organismo não pode gerar os hormônios do emagrecimento. A gordura é mais que uma simples fornecedora de energia. Ela tonifica o sistema nervoso, é substância ativa das células, deixa a pele jovem e macia, fortalece nervos e órgãos; enfim, ela é essencial.

Fontes de ácidos graxos

As principais fontes de ácidos graxos essenciais são óleos vegetais, como os de linhaça, de borragem, de prímula, de amêndoa-doce, de macadâmia, de gergelim e de girassol. Para um efeito terapêutico, deve-se tomar cerca de 240 mg diários de ômega. Para a pele, de 90 a 120 mg são suficientes.

É importante usar óleos extra virgens, genuinamente extraídos a frio, em primeira prensagem, que não tenham passado por nenhum processo de refino e sem adição de qualquer componente químico. A extração a frio garante a bioatividade dos ácidos graxos e, consequentemente, os benefícios que estes trazem à nossa saúde.

Óleo de linhaça

O óleo de linhaça extraído a frio apresenta os ácidos graxos ômega-3, ômega-6 e ômega-9 bioativos. Atua como notável antioxidante e estimulante do sistema imunológico, previne doenças degenerativas e cardiovasculares, apresenta excelentes resultados no tratamento da TPM e da menopausa e na redução dos riscos de câncer da mama, próstata e pulmão.

Na indústria cosmética, é usado para os tratamentos de eczema, acne, dermatite e pele envelhecida e desidratada. Tem um excelente poder cicatrizante.

Óleo de macadâmia

Único óleo vegetal que contém grande quantidade de ácido palmitoleico (ômega-7), responsável pelo metabolismo das gorduras, além de ômega-6, ômega-9 e vitamina E. Possui destacada atividade no controle da pressão sanguínea, especialmente em pacientes com hipertensão moderada; equilibra os níveis do colesterol HDL e LDL; reduz a taxa de açúcar no sangue e favorece a quebra de gordura dos tecidos que envolvem o fígado e o coração. Excelente para combater a obesidade, pois quebra a viscosidade das gorduras.

Na indústria cosmética, é usado para os tratamentos de peles oleosas e em produtos emagrecedores.

Óleo de girassol

Fonte dos ácidos graxos bioativos ômega-6, ômega-9 e vitamina E, seu efeito é notado em todas as enfermidades degenerativas e cardiovasculares, agindo com eficiência sobre a pele e os sistemas nervoso e endócrino. A vitamina E contida nele atua favoravelmente sobre as funções reprodutoras, além de ter uma destacada ação nutritiva, antioxidante e antienvelhecimento.

Para a pele, tem propriedades emolientes (amaciantes).

Óleo de gergelim

É fonte dos ácidos graxos ômega-3 e ômega-6 bioativos, além de vitamina E, que garantem um efeito antioxidante, emoliente, nutriente e absorvedor de raios ultravioletas. Os ácidos graxos ômega-3 e ômega-6, juntamente com o ômega-9, ajudam a reduzir o nível de colesterol indesejado no sangue, contribuindo para manter o sistema cardiovascular saudável. Além disso, é energizante e combate a impotência sexual masculina e a osteoporose. É também fonte de cálcio.

Na indústria cosmética, é usado pelo seu alto poder de cicatrização. Suas propriedades emolientes propiciam maior absorção das suas vitaminas, e seu alto teor de vitamina E fortalece a pele desvitalizada.

Óleo de castanha-do-pará

Fonte dos ácidos graxos ômega-3 e ômega-6 bioativos e de tiamina (vitamina B1), esse óleo é considerado uma excelente fonte nutricional para combater desnutrição, anemias, artrites, artroses, falta de proteínas e doenças causadas pela deficiência de alguma vitamina. É benéfico para o sistema imunológico em geral, oferecendo proteção contra as células cancerígenas, especialmente na mama, e diminuindo o risco de doenças cardíacas.

Na indústria cosmética, é usado pelo seu alto teor de selênio, que oferece propriedades emolientes, hidratantes, lubrificantes e rejuvenescedoras.

Óleo de amêndoa-doce

O óleo de amêndoa é um valioso agente antienvelhecimento e estimulante do sistema imunológico. É rico em proteínas, age como antidepressivo e também reduz o risco de doenças cardiovasculares.

Na indústria cosmética, é usado como um excelente emoliente para pele e cabelo, formando uma delicada película protetora que proporciona profunda hidratação. Utilizado para prevenção de estrias durante a gravidez, pode ser aplicado diariamente por quem quer a pele jovem e saudável.

Ovos

O alimento mais completo do mundo

Desde os mais remotos tempos, o ovo faz parte da dieta humana, mas, em tempos mais recentes, passou a ser condenado como um dos culpados pela incidência do colesterol. Hoje, parece que as coisas não são bem assim: o cientista Daniel Vaun, ph. D. da Universidade Hebraica de Jerusalém, por exemplo, afirma que o ovo é uma solução para a deficiência proteica e vitamínica da população, não havendo qualquer relação entre seu consumo e o colesterol sanguíneo.

Esse alimento apresenta várias propriedades necessárias ao bom desempenho e à saúde do organismo humano. O ovo contém gordura ômega-3, que melhora a fisiologia do cérebro e da retina e a capacidade para estudar; além de fosfolipídeos, cuja composição é idêntica à da membrana celular humana. Especialistas afirmam que esses componentes podem aumentar a produção do HDL, o colesterol bom, mas não do LDL, o colesterol ruim.

A clara do ovo é rica em proteína da melhor qualidade. A gema, por sua vez, contém gordura comparável à do leite, é rica em vitaminas A e D e contém minerais que fazem parte do sangue normal, como ferro, cobre, cloro, fósforo, sódio, potássio e cálcio, além de outros que ainda não estão sendo estudados em detalhes, como zinco, bário, vanádio e rubídio.

Você já pensou que um ovo é tão completo que tem todos os nutrientes necessários para dar origem a um ser vivo com penas, pele, ossos, olhos, coração e tudo o mais?

Adoçantes

Há muito tempo, os adoçantes deixaram de ser exclusividade dos diabéticos na substituição do açúcar. Muitos deles, aliás, carregam substâncias prejudiciais ao organismo dos próprios diabéticos.

A ilusão de que os adoçantes não têm nenhuma caloria faz com que sejam usados por não diabéticos. Só que, apesar de serem considerados seguros pelos órgãos reguladores de países como Brasil e Estados Unidos, a toxicidade e os riscos desses produtos continuam causando polêmica e dividem a comunidade médica e científica.

Engana-se quem pensa que todos os adoçantes são bons – muitos deles são piores do que o açúcar. Pessoas com problemas renais, cardíacos e hipertensão têm de prestar atenção à quantidade de sódio dos adoçantes. Já as crianças só devem utilizar adoçantes com recomendação médica.

Existem limites para a quantidade de adoçante que se pode consumir sem acarretar em acúmulo de resíduos tóxicos no organismo; é importante ler na embalagem o limite diário.

Aspartame

De todos os adoçantes artificiais, o aspartame foi o que gerou mais reclamações para a Administração de Alimentos e Drogas (Food and Drug Administration, ou FDA) dos Estados Unidos. Esse adoçante artificial contém fenilalanina, que serve como precursor para a substância química cerebral norepinefina. Como tal, a fenilalanina pode alterar a química cerebral e causar mudanças de comportamento.

Em estudos realizados antes de o aspartame obter aprovação da FDA, notou-se que ele causava tumores cerebrais e ataques epiléticos em ratos de laboratório.

Seres humanos relataram uma ampla variedade de sintomas, incluindo dores de cabeça, fadiga, prisão de ventre, irregularidades menstruais e depressão.

O efeito do aspartame é cumulativo, e, como existe uma tendência de consumo contínuo por parte das pessoas que querem controlar o peso, são estas as mais atingidas. Por ironia, os pesquisadores Mourant, Kopec e Domaniewsska-Sobczak já sugerem desde 1984 que o aspartame e outros substitutos do açúcar fazem pouca diferença na "luta contra a balança". Apesar do grande consumo de adoçantes artificiais nos Estados Unidos, a epidemia de obesidade continua invencível.

Sacarina

Considerado o primeiro dos adoçantes artificiais, é quase 500 vezes mais doce que o açúcar comum. Não é metabolizado pelo corpo e, portanto, não fornece calorias. Seu uso, porém, já foi associado ao aparecimento de câncer, especialmente o de bexiga. Por isso, os Estados Unidos tentaram banir o adoçante e exigiram que, nos rótulos de produtos que contenham sacarina, seja apresentada uma tarja avisando tratar-se de produto ao qual estavam relacionados indícios de potencial cancerígeno. Esse alerta foi retirado no ano de 2000 por falta de comprovação científica. Mesmo assim, o uso desse produto caiu consideravelmente em todo o mundo e, até hoje, não é recomendada sua utilização por grávidas.

Sucralose

Cerca de 600 vezes mais doce do que o açúcar, é o único adoçante derivado do açúcar comum e, como também não é metabolizado pelo corpo, não fornece calorias. É muito utilizado em alimentos e bebidas de baixa caloria e suporta altas temperaturas sem perder o sabor, mas quando aquecido libera substâncias tóxicas. Embora já tenha sido afirmado que é prejudicial ao organismo e causa câncer, nada foi comprovado.

Estévia

Esse adoçante natural é extraído de uma planta e é cerca de 300 vezes mais doce do que o açúcar comum. Pesquisas mostram que é uma boa arma para o controle da ingestão de calorias sem agredir a saúde, já que é considerado não tóxico ao organismo. Sua grande desvantagem é o forte sabor amargo, que deixa gosto residual desagradável.

Frutose

Trata-se do açúcar das frutas, cereais, vegetais e do mel. Por ser metabolizado no fígado, sem a presença de insulina, é bastante usado na fabricação de alimentos para diabéticos. É indicado para atletas e pessoas com problemas gástricos e cardíacos. O único alerta é que esse adoçante contém calorias e, dependendo da quantidade consumida, pode engordar.

Acessulfame-K

Outro adoçante não metabolizado pelo organismo, é 200 vezes mais doce do que o açúcar comum e tem sabor residual parecido com o da glicose. Resistente a altas temperaturas, é usado em bebidas alcoólicas, adoçantes líquidos, bolos, sobremesas congeladas e tortas, entre outros. Seu uso chegou a ser suspenso em 1988, quando testes em laboratórios norte-americanos levaram animais a desenvolver tumores benignos e problemas de tireoide associados ao adoçante. Entretanto, a falta de provas científicas concretas levou o acessulfame-K de volta ao mercado. Não é recomendado para pessoas que precisem limitar sua ingestão de potássio.

Comparando

Adoçante	Origem e/ou processo de extração	Quantas vezes adoça (em relação ao açúcar comum, a sacarose)	Valor calórico (kcal/g)
Acessulfame-K	Produzido a partir de um ácido da família do ácido acético, usado na fabricação do vinagre	125 a 250	Zero
Aspartame	Combinação química de dois aminoácidos (ácido aspártico e fenilalanina)	43 a 400	4

Ciclamato

Mais doce que o açúcar comum, é muito utilizado na indústria de alimentos e bebidas. É resistente a altas temperaturas e tem baixíssimo valor calórico. Suas desvantagens, porém, são grandes. O ciclamato é proibido em países como Estados Unidos, Japão e França, por seus efeitos cancerígenos. No Brasil, como em outros países, é liberado, pois a vigilância sanitária alega falta de provas.

Sorbitol e manitol

Adoçantes criados a partir da redução da glicose (sorbitol) e da frutose (manitol). Cada grama contém 4 kcal, mas, por não causarem cáries, têm sido amplamente empregados pela indústria de confeitos em gomas de mascar e balas.

as opções

Causa cáries?	Indicado para diabéticos?	Paladar	Suporta altas temperaturas?	Quantidade máxima a ser consumida por dia (em mg/kg de peso corporal)
Não	Sim	Percepção rápida e agradável, semelhante à glicose	Perde o poder adoçante a 225 °C	15,0
Não	Não	Semelhante à sacarose	Instável acima de 180 °C	40,0

De olho na saúde

Comparando

Adoçante	Origem e/ou processo de extração	Quantas vezes adoça (em relação ao açúcar comum, a sacarose)	Valor calórico (kcal/g)
Ciclamato	Composto à base de ciclohexioamina, um derivado do petróleo	30 a 140	Zero
Estévia	Folhas de estévia (*Stévia rebaudiana*)	25 a 300	Zero
Frutose	Frutas e mel	0,8 a 1,8	4
Glicose	Frutas	0,6 a 0,8	4
Manitol	Frutas	0,45 a 0,65	4
Sacarina	Extraída do ácido tolenosulfônico, um derivado do petróleo	200 a 700	Zero
Sacarose	Cana-de-açúcar e beterraba branca	100 a 300	4
Sorbitol	Frutas e algas vermelhas	0,5 a 0,7	4
Sucralose	Molécula modificada da sacarose (açúcar)	400 a 800	Zero

as opções

Causa cáries?	Indicado para diabéticos?	Paladar	Suporta altas temperaturas?	Quantidade máxima a ser consumida por dia (em mg/kg de peso corporal)
Não	Sim	Lento e duradouro, com sabor residual agridoce	Estável	7,0
Não	Sim	Percepção demorada, com sabor residual de alcaçuz	Estável	5,5
Sim	Depende do médico.	Mais intenso que a sacarose	Derrete, mas conserva o sabor	Não existe limite
Sim	Não	Entre sacarose e frutose, com efeito refrescante	Derrete, mas conserva o sabor	5,0
Não	Sim	Efeito refrescante	Altamente estável	15,0
Não	Sim	Tardio e persistente, com residual amargo e metálico	Estável	5,0
Sim	Não	Rápido impacto de doçura	Derrete, mas conserva o sabor	15,0
Não	Sim	Efeito refrescante	Estável	15,0
Não	Sim	Percepção rápida e mais persistente que a sacarose	Altamente estável	5,0

> **ATENÇÃO**
>
> Pais, cuidado! Apenas com orientação médica se pode oferecer adoçantes às crianças e em geral apenas às diabéticas ou com sobrepeso. Como o limite é calculado por peso corporal, é importante ter atenção ao teto de consumo, que é diferente daquele que se aplica aos adultos.

Mel

Além de ser alimento do corpo físico, o mel também alimenta a dimensão espiritual do ser humano. Ele acalma, é cicatrizante, tem ação antibiótica e pode ser usado até como cosmético, produto para massagem e estimulador dos chacras.

Esse alimento é feito a partir do néctar retirado das flores pelas abelhas. Sabe-se que a essência das flores tem propriedades terapêuticas energéticas, e que parte dessa energia é transferida para o mel. Por isso, há quem considere o mel um floral natural e muitos terapeutas o usam como ativador dos chacras.

Existem vários tipos de mel, cada um com propriedades específicas.

- Mel de eucalipto: é reconhecidamente benéfico para o sistema respiratório e favorece o chacra laríngeo. Considerando-se que as raízes do

eucalipto penetram profundamente na terra, o mel produzido a partir do eucalipto é recomendado também para ativar o chacra básico.
- Mel de flores: as flores são a principal matéria-prima para a produção de mel. Como exemplo, podemos citar o mel da manuka (*Leptospermum scoparium*), uma árvore cujas flores são especiais por liberarem peróxido de hidrogênio (oxigênio ativo). Por essa qualidade, seu mel é único como ativador dos chacras superiores, que estão relacionados com a parte espiritual, cardíaca, frontal e coronária.
- Mel de frutas: estimula as áreas vitais e relacionadas com as funções digestivas, sendo indicado para os chacras esplênico e plexo solar.
- Mel de jataí: trata-se de um mel selecionado e com maiores poderes, pois é produzido por uma espécie de abelha aperfeiçoada e trazida para o ambiente bem depois das primeiras espécies. É indicado para os chacras básico e frontal.

Para potencializar o efeito do mel, recomenda-se energizá-lo com a vibração das cores correspondentes a cada chacra. Para isso, basta colocar a substância num frasco de vidro da cor desejada e deixá-la tomar sol durante quinze minutos. Depois disso, o frasco pode ser guardado. O mel assim preparado deve ser usado apenas uma vez por semana, para ingestão e massagem. Verifique a seguir a correspondência entre as cores e os chacras:

- Chacra básico: vermelho.
- Chacra sacral: laranja.
- Chacra do plexo solar: amarelo.
- Chacra cardíaco: verde.
- Chacra laríngeo: azul-celeste.
- Chacra frontal: índigo.
- Chacra coronário: violeta.

NUTRIENTES QUE EXIGEM ATENÇÃO

Selênio

Poderoso antioxidante e regulador da tireoide, o selênio é uma substância capaz de diminuir em quase 40% a incidência de câncer e em 50% o índice de morte pela doença.

Os resultados de estudos sobre câncer confirmam que esse nutriente é um reforço para o sistema imunológico, um dínamo na prevenção do câncer e tem efeito generalizado sobre a saúde. Nenhum outro mineral é tão vital para nossas defesas antioxidantes. A ausência de selênio deixa um grande vácuo na proteção contra processos de oxidação tais como endurecimento das artérias, doenças cardíacas, artrite reumatoide, catarata e envelhecimento precoce. Quando há falta de selênio no organismo, também há falta de glutationa peroxidase, uma poderosa enzima antioxidante.

Estudos sugerem que os suplementos tomados preventivamente podem evitar hepatite, herpes e até infecções pelo vírus ebola, pois a falta do mineral o torna mais virulento.

Aids

O selênio pode ajudar a manter apenas latente o vírus HIV, evitando que ele se desenvolva completamente e provoque a aids. A deficiência de selênio é muito comum em pessoas infectadas pelo HIV. No organismo com o sistema imunológico abalado, quanto menor o nível de selênio, maior é o dano causado pelo HIV.

Uma das teorias de como a aids se manifesta é a de que o HIV retira selênio da célula infectada até que ela chegue a um ponto crítico de deficiência, explodindo e permitindo a multiplicação do vírus.

Por todas essas razões, a maior autoridade científica em selênio, o médico Gerhard Schrauzer, afirma que o mineral pode ser o nutriente isolado mais importante para as pessoas infectadas com esse vírus.

Proteção para a tireoide

O selênio é importante para o funcionamento da tireoide, porque a enzima que ativa o principal hormônio dessa glândula, o T4, depende dele. Isso significa que a deficiência desse mineral pode contribuir para um metabolismo lento e até mesmo para a obesidade. O suplemento de selênio parece especialmente importante para idosos com problemas de tireoide.

O selênio, porém, faz mais do que ativar o hormônio da tireoide. Ele protege a glândula dos danos causados pelos radicais livres, que prejudicam sua função. Os benefícios da terapia de reposição hormonal podem ficar comprometidos se o organismo estiver com deficiência desse mineral.

Proteção contra os metais tóxicos

Uma das principais contribuições do selênio para a manutenção da saúde é sua capacidade de desarmar a ameaça de metais pesados e tóxicos como o chumbo, a platina e o mercúrio. Ele se vincula ao metal tóxico, deixando-o inerte e inofensivo. Um exemplo de sua eficácia é o caso de operários da antiga Iugoslávia que trabalhavam com mercúrio. Embora expostos a uma grande quantidade do metal, eles não sofriam seus efeitos tóxicos, pois a dieta local era suficientemente rica em selênio, já que o solo da região é abundante nesse mineral.

Outra vantagem clínica recentemente comprovada é a capacidade de reduzir a toxicidade dos agentes quimioterápicos que contêm platina. Uma das principais causas da esclerose múltipla é o acúmulo de metais tóxicos, e casos dessa doença ocorrem com maior frequência em áreas onde há falta de selênio. Em pacientes com esclerose múltipla, são verificados baixos níveis de glutationa, um sinal da deficiência desse mineral.

Saúde masculina

Os homens, aparentemente, necessitam mais de selênio. Neles, quase metade do estoque corporal dessa substância concentra-se nos testículos e em parte dos dutos seminais adjacentes à próstata. Parte do selênio é eliminada do organismo junto com o sêmen, nas ejaculações.

Como o alimento mais rico em selênio é a castanha-do-pará, aconselha-se, após a ejaculação, comer uma ou duas castanhas para repor esse valioso mineral.

Sugestões de suplementos

A principal fonte natural de selênio é a castanha-do-pará, que contém esse mineral em uma concentração trinta vezes maior que qualquer outro alimento. Contudo, outras fontes significativas de selênio são: peixes, crustáceos, ovos, brócolis, cogumelos, couve, aipo, pepino, alho, rabanete e grãos integrais.

O selênio pode ser tóxico, mas esse efeito é contornado aliando-o à vitamina E. Os dois antioxidantes se compensam e se neutralizam quando a quantidade de um deles é inadequada. Em vez de tomar suplemento de selênio, você pode usar, na alimentação, de uma a duas colheres de sopa diárias de óleo de castanha-do-pará – uma ótima fonte natural desse mineral.

Para o tratamento da psoríase, uma solução de selênio para uso tópico é mais eficaz. Nesse caso, dosagens de até 1.000 mcg (1 mg) geralmente são seguras, mas não por um período prolongado.

Cromo

Certamente teremos encontrado o pote de ouro no fim do arco-íris quando for descoberta uma substância capaz de realmente retardar o processo de envelhecimento. Por enquanto, esse pote de ouro pode estar ao nosso alcance, mas talvez esteja cheio de cromo.

Na pesquisa para descobrir os motivos do envelhecimento, os cientistas vêm se concentrando em um processo chamado glicação. Trata-se da destruição e morte das células provocada pelo alto nível de açúcar no sangue, o que seria o principal fator do envelhecimento.

Em contrapartida, é sabido que o cromo é o melhor administrador do açúcar no sangue. Logo, esse mineral poderia ser considerado uma ótima arma contra o envelhecimento.

Além disso, o cromo tem efeito benéfico para o controle de hipertensão, arritmia e obesidade, e pode diminuir os efeitos secundários da utilização dos contraceptivos orais, o que resulta numa diminuição do risco cardiovascular.

Veja a seguir quais são as principais fontes alimentares de cromo.

Principais fontes alimentares de cromo (recomendação diária: até 50 mcg)	
½ xícara de levedura de cerveja	35 mcg
1 xícara de farelo de trigo	32 mcg
½ xícara de cogumelos brancos	16,4 mcg
85 g de ostras	12,6 mcg
1 maçã média	6,9 mcg

Diabetes

Entre os vários suplementos que contribuem para a saúde das artérias, o cromo é um dos mais eficazes. Esse mineral atua junto com a insulina para ajudar a estabilizar os níveis de açúcar no sangue. A ingestão de glucose, assim como uma injeção de insulina num indivíduo saudável, faz aumentar temporariamente a quantidade de cromo no sangue.

Os estudiosos entendem que, em geral, a falta severa de cromo no organismo pode explicar certos casos de diabetes, e que a ingestão suplementar de cromo melhora a tolerância aos açúcares e reduz a dependência da insulina.

Saúde cardiovascular e hipertensão

Segundo Batello, trabalhos recentes demonstram que as taxas de cromo no sangue de indivíduos atingidos por doença coronária são bastante inferiores às taxas dos indivíduos normais. Assim, pessoas que consomem mais cromo têm menos risco de desenvolver doenças do coração. O autor também demonstra como a atividade da insulina após a ingestão de um suplemento alimentar de cromo tem efeito hipotensor, ou seja, uma pessoa pode suplementar o cromo para controlar a pressão arterial.

Obesidade

Batello cita estudo que revela uma perda de peso significativa com a administração de suplemento alimentar em cromo. Os autores do estudo concluíram que essa perda de peso resulta de uma diminuição da lipogênese – isto é, a síntese e o armazenamento de gorduras no corpo. Estudos também sugerem que essa perda de peso pode ser igualmente resultante do efeito moderador do cromo sobre o apetite e a vontade de comer doces. Outro fator significativo nessa relação é que, quanto mais açúcar comemos, mais esvaziamos a reserva de cromo no organismo.

Albumina

A albumina é uma substância vital na alimentação. Uma pessoa com 70 quilos tem até 13 quilos de albumina presente na pele, nos ossos, nas articulações, nas enzimas, nos hormônios, nos músculos, no sistema imunológico e no sangue. Perdemos albumina diariamente; sendo assim, precisamos repô-la.

Como proteína, a albumina contém dez aminoácidos essenciais à alimentação humana. Além disso, é isenta de colesterol. Aminoácidos são substâncias que o organismo humano não é capaz de produzir ou produz somente em pequena quantidade. Aqueles contidos na albumina, bem como suas propriedades, são:

- Leucina: mantém a boa forma.
- Isoleucina: previne o estresse.
- Lisina: conserva a juventude.
- Metionina: essencial para o metabolismo.
- Treonina: restabelece o ânimo.
- Fenilalanina: promove o bem-estar.
- Triptofano: ajuda a relaxar.
- Valina: estimula o sistema nervoso e imunológico.
- Histidina: atua na formação do sangue.
- Taurina: mantém a silhueta esbelta.

Fontes de albumina

A albumina está presente principalmente nos ovos, mas também em peixes, carnes magras, aves e queijos. Mesmo assim, muitas pessoas têm deficiência dessa proteína, em virtude de dificuldades em sua absorção.

Outra fonte de albumina bastante consumida é a albumina em pó. Trata-se de um composto totalmente natural, obtido pela pasteurização e secagem instantânea da clara de ovo, sem qualquer tipo de conservante e isento de contato manual. Esse produto pode ser encontrado em lojas de produtos naturais ou de suplementos para atletas. Existem também bebidas revigorantes com albumina.

De quanta albumina o corpo necessita?
Calcula-se que nossa necessidade diária de albumina seja de cerca de 0,8 g de albumina por quilo de peso corporal. Consequentemente, uma pessoa com 60 quilos precisa de, no mínimo, 48 g (uma colher de sopa, que equivale a 3,5 claras cruas).

Prefira ingerir a substância sozinha, sem gorduras, pois estas impedem que os aminoácidos sejam metabolizados. A gordura saturada prejudica a absorção intestinal da albumina, paralisando os movimentos peristálticos. Uma pequena quantidade de gordura é suficiente para retardar, por horas, a reabsorção de albumina pela circulação sanguínea.

Não é aconselhável consumir grandes quantidades de albumina de uma só vez, pois o corpo eliminaria o excesso, prejudicando os rins. O excesso de albumina pode ser prejudicial assim como o excesso de oxigênio pode ser tóxico. No entanto, não se pode viver sem essas substâncias.

Benefícios

A suplementação com albumina tem diversas recomendações:

- Suprimento proteico para atletas e em dietas de aumento de massa muscular.
- Em regimes para perda de peso, pode ser batida com outros alimentos como frutas, substituindo uma ou mais refeições.
- Ameniza sintomas de gastrite, azia e má digestão, e é digerida facilmente.
- No metabolismo, contribui para a formação e regeneração de tecidos musculares, pele, unhas e cabelos, auxilia em problemas como acne e flacidez e revitaliza as funções orgânicas.
- Em cosmética, tem um importante papel: é altamente tensora, pois faz as vezes de dois lipossomas.

Com doses adequadas de albumina, você fica mais alerta, tem mais facilidade para se concentrar e se sente mais feliz. A albumina em pó é um excelente complemento para elevar ao máximo o nível de proteína no sangue. Você sentirá os efeitos depois de apenas alguns dias: terá mais energia e bom humor e seus pensamentos estarão mais claros. Caso a ideia de consumir albumina em pó não lhe agrade, substitua-a por claras de ovos puras ou até mesmo batidas cruas com frutas. Para evitar o risco de salmonelose, lave bem o ovo e deixe-o de molho por meia hora em água com limão. Caso você pratique esportes, use de três a seis claras e tome esse preparo uma hora antes da prática esportiva. Pessoas sedentárias não devem ultrapassar o consumo de três claras diárias.

Uma ou duas doses de bebidas revigorantes com albumina todos os dias, combinadas com alimentação sadia e consumo reduzido de açúcar e gordura, melhoram a nutrição do organismo. Além disso, são notadas melhorias na pele em menos de 15 dias.

Emagrecimento

Você pode emagrecer mais rapidamente se ativar a queima de gordura com exercícios físicos, albumina e nutrientes essenciais. Dificilmente há excesso de peso quando esses três fatores estão presentes.

Seu corpo precisa de albumina, principalmente se você quiser emagrecer e contribuir para a formação do hormônio do crescimento (HGH), que aumenta os músculos e dissolve a gordura. A suplementação de albumina ajuda a emagrecer porque seu corpo gasta muita energia para transformar o alimento albuminoso em substâncias orgânicas importantes. Para isso, o corpo utiliza os depósitos de gordura, portanto, a albumina é uma verdadeira queimadora de gorduras. Além disso, os hormônios do emagrecimento são constituídos por albumina. Quem não fornece ao corpo de 50 a 100 mg diários dessa substância perde massa muscular, fica desgastado e engorda.

> **CEIA PODEROSA**
>
> Aqueles que sofrem com a vontade de assaltar a geladeira à noite podem trocar o docinho de sempre por uma ceia bem mais nutritiva: coma, meia hora antes de ir para a cama, meio iogurte desnatado (pode ser com mel) com duas colheres de sopa de flocos de aveia. Essa mistura ajuda a quebrar as enzimas gordurosas e libera hormônios como serotonina, neurotransmissor do prazer, que ajuda a dormir bem, e o HGH, que ajuda a produzir músculos enquanto você repousa.

Vitamina C

A vitamina C, também chamada de ácido ascórbico ou ascorbato, é um antioxidante muito importante para a saúde humana. Ela é necessária a diversas funções do organismo, como o crescimento e a regeneração dos tecidos, o funcionamento das glândulas suprarrenais e a saúde das gengivas. Também é um ótimo mecanismo para a manutenção da saúde: protege dos efeitos nocivos da poluição, previne contra o câncer, aumenta a imunidade, favorece a produção de hormônios antiestresse, reduz o colesterol, ajuda a controlar a pressão arterial e previne a arteriosclerose. Por ser também um nutriente essencial na formação de colágeno, protege contra a formação de coágulos e hematomas e promove a cicatrização de feridas.

A vitamina C tem capacidade de ajudar a tratar males tão diversos quanto hipoglicemia, picadas de insetos, excesso de peso, sinusite, artrite, calvície, resfriado, cistite, distúrbios cardíacos, hepatite, tuberculose e até mesmo malária. Também possui efeito bactericida, podendo matar várias bactérias nocivas, incluindo a *Escherichia coli*, a mais encontrada nas infecções do trato urinário.

Já a falta dessa vitamina provoca dores de cabeça, mau funcionamento das glândulas suprarrenais, baixa resistência a infecções, anemia branda e perniciosa, escorbuto, úlceras, sangramento das gengivas, rompimento dos vasos capilares e cáries dentais. E se ainda há alguma dúvida quanto aos benefícios da vitamina C, os casos de ataques cardíacos os tornam bem claros. Sabe-se hoje que todas as outras partes do corpo oferecem vitamina C para o coração no momento do infarto, para ajudá-lo em sua recuperação. Até o cérebro e a coluna vertebral desviam a vitamina C para o coração infartado.

Fontes e orientações de consumo

A vitamina C é hidrossolúvel. Isso quer dizer que ela só é absorvida em meio à água. Assim, dê preferência a ingeri-la em sucos, quinze minutos antes das refeições. A dose diária mínima para adultos de ambos os sexos é de 50 mg. Além de se preocupar com a ingestão dessa vitamina, também é preciso tomar cuidado com os fatores que a empobrecem:

- O monóxido de carbono destrói a vitamina C consumida. Por isso, moradores de grandes cidades devem aumentar suas dosagens.
- Cada cigarro anula 26 mg de vitamina C consumida.
- A aspirina triplica a velocidade de excreção da vitamina C consumida.

Na tabela a seguir, é possível conferir algumas das principais fontes naturais de vitamina C e as dosagens desse nutriente em cada uma.

Melhores fontes de vitamina C

Alimento (100 g)	Quantidade de vitamina C (mg)
Acerola	3390
Alface, maçã, abacate, pera	15
Banana	10
Brócolis	110
Couve-de-bruxelas	90
Couve-flor	60
Fruto da roseira	235
Goiaba	200
Laranja	30
Limão	80
Outras frutas e vegetais	20 a 35
Pimentão vermelho	100
Raiz forte	120
Salsa	150

Éster-C poliascorbato

O éster-C poliascorbato é uma variação da vitamina C produzida pelo processo de esterificação dessa substância. Em linhas gerais, isso significa que, nessa variação, são naturalmente associados à vitamina certos minerais que permitem sua absorção mais rápida e eficaz. O éster-C vem em formato de cálcio, magnésio, potássio, zinco ou sódio. Trata-se de uma revolução na aplicação da vitamina C, principalmente para aqueles que sofrem de doenças como câncer e aids.

Vitamina E

A vitamina E, ou tocoferol, é um antioxidante que previne câncer e doenças cardiovasculares. Esse suplemento melhora a circulação, é útil no tratamento de seios fibrocísticos e de TPM, reduz a formação de queloides e varizes, regula o colesterol e a pressão arterial, previne distúrbios cardíacos, problemas de pele e lúpus e atenua a sinusite.

Os resultados mais espetaculares com a vitamina E foram os obtidos no tratamento de trombose das artérias. Em segundo lugar, ficam os casos de tromboflebite. Uma paciente minha viu cicatrizar a úlcera que tinha havia vinte anos em uma das pernas com um tratamento que consistiu em ingestão de vitamina E e aplicação local de unguentos também à base dessa vitamina. A cura ocorreu em apenas seis semanas.

Além disso, essa vitamina contribui para a saúde humana em muitos outros aspectos. Estes são alguns deles:

- Aumenta a potência sexual.
- Neutraliza a toxicidade do sangue.
- Regula o funcionamento da glândula pituitária.
- Controla o índice de colesterol.
- Retarda a velhice.
- Protege o pulmão.

- Afina o sangue, prevenindo a formação de coágulos sanguíneos.
- Ativa a "circulação adjacente": quando uma artéria ou vaso menor sofre bloqueio, a vitamina ajuda o corpo a formar uma nova artéria que contorna a área atingida.
- Controla os estados ulcerosos secundários.
- Em áreas que sofreram queimaduras, alivia a dor e estimula o crescimento de pele nova e elástica.
- Favorece a recuperação de vítimas de derrame cerebral e previne um segundo ataque.
- Controla varizes e eczemas.
- Inibe cãibras resultantes do enrijecimento das artérias.
- Interrompe a evolução da colagenose, estado posterior à flebite crônica, que provoca a ulceração das pernas.
- Amacia cicatrizes, até mesmo as mais antigas, e previne contrações de pele na fase de cicatrização de ferimentos.
- Previne abortos ou partos prematuros.
- Melhora o esperma masculino, com a consequente redução dos índices de esterilidade.
- Ajuda a regularizar a cólica menstrual ou a falta de menstruação.
- Em conjunto com o selênio, controla o cisto inflamatório das mamas.

> **ATENÇÃO**
>
> Quem sofre de hipertensão nota que a pressão arterial sobe ainda mais quando começa a tomar doses maciças de vitamina E. Portanto, a terapia deve começar com doses pequenas e ser aumentada gradualmente, para que o organismo encontre tempo de adaptar-se à nova situação. O ideal é consumir a vitamina por meio de óleos naturais, pois eles ajudam a controlar a pressão arterial e aumentam o colesterol bom.

Fontes e orientações de consumo

As principais fontes de vitamina E são castanha-do-pará, gérmen de trigo, aveia, fígado, feijões, ervilha verde, pão de trigo integral, azeite de oliva extra virgem e óleos extra virgens e extraídos a frio de gergelim, de castanha-do-pará e de macadâmia.

Por ser lipossolúvel, a vitamina E deve ser acompanhada de alimentos para uma boa absorção. As pessoas do tipo sanguíneo O não devem tomar vitamina E oleosa, somente em forma de pó ou pela alimentação.

Ação conjunta com a vitamina C

Indícios recentes mostram que a vitamina C e a vitamina E atuam em sinergia. Ou seja: juntas, elas têm efeito maior que quando usadas separadamente.

A vitamina E bloqueia perigosos radicais livres da membrana celular, ao passo que a vitamina C quebra a cadeia de radicais livres em fluidos biológicos. Essas duas vitaminas aumentam muito a atividade antioxidante.

Uma possível fórmula da longevidade

A vitamina E diminui a necessidade de oxigênio das células, o que permite que elas vivam por mais tempo. Ao longo da história, alguns cientistas famosos, entre eles Linus Pauling, Nobel de Medicina, têm defendido que essa vitamina, usada com frequência, prolonga a vida em mais vinte anos, justamente porque diminui o desgaste metabólico.

ALIMENTOS ORGÂNICOS

A utilização de alimentos exclusivamente orgânicos talvez seja dispendiosa, mas esse investimento promete enormes compensações. Vivendo sem toxinas, você se sentirá melhor, ficará mais saudável e ganhará mais qualidade de vida. Os orgânicos são comprovadamente mais nutritivos, e evitam que você entre em contato com o excesso de aditivos químicos sintéticos – há mais de 2 mil tipos disponíveis no mercado – que promovem sabor, cor, durabilidade e texturas artificiais e são bastante preocupantes para a saúde.

O ideal é resgatar métodos de processamento com baixo impacto, como a desidratação, o congelamento, a fermentação, a liofilização, a parbolização e o uso de aditivos naturais, processos tecnológicos que podem ser desenvolvidos dentro da indústria de alimentos e que mantêm a qualidade dos produtos orgânicos. Assim, ao comprar alimentos orgânicos, você incentiva o desenvolvimento de novas técnicas de cultivo e processamento que protegem e não envenenam os alimentos.

Viemos para este mundo só com um corpo. Depende de nós determinar por quanto tempo, dentro de suas possibilidades, ele pode estar apto a sobreviver.

DIETA DOS TIPOS SANGUÍNEOS

O segredo de uma vida saudável, vigorosa e livre de doenças pode ser tão simples quanto saber qual é seu tipo sanguíneo. Ele determina sua suscetibilidade a doenças, os alimentos que são mais saudáveis para você e os meios de evitar os mais graves problemas de saúde.

Em conjunto com uma equipe de 800 médicos, o dr. Peter D'Adamo passou 15 anos pesquisando a conexão entre tipo sanguíneo, alimentos e doenças. A partir desses estudos, verificou que as respostas dos organismos aos alimentos e ao ambiente em geral tinham relação com os diferentes tipos sanguíneos.

Uma dieta adequada ao seu tipo sanguíneo permite ajustar todas as valiosas informações disponíveis sobre saúde e nutrição ao seu perfil biológico exato, potencializando os resultados. Com esse conhecimento, você pode fazer opções sobre dieta, exercícios físicos e saúde baseadas nas forças dinâmicas naturais dentro de seu próprio corpo. Essas orientações são também um ponto de partida para fazermos escolhas mais individualizadas.

Atualmente, a obesidade se tornou um dos maiores problemas de saúde pública e muitas pessoas estão interessadas na relação entre perda de peso e alimentação com base em seu tipo sanguíneo. É importante ressaltar que estas orientações alimentares não foram formuladas especificamente para diminuir o peso, mas com a intenção de melhorar o desempenho do organismo em geral. A perda de peso é uma das consequências naturais da restauração do corpo.

Alguns alimentos podem causar perda ou aumento de peso em pessoas com determinado tipo sanguíneo mesmo quando têm efeitos diferentes em pessoas com outros tipos de sangue.

Como coadjuvante, integrei à dieta dos tipos sanguíneos orientações sobre o IG dos alimentos – tema também abordado neste livro (p. 57). O resultado, sem dúvida, será a perda de gordura e um equilíbrio mais efetivo do organismo. Experimente adaptar seu cardápio levando em conta estes dois elementos: o que seu sangue "gosta" e os alimentos que baixam o nível de açúcar no sangue. Seu organismo agradecerá.

A seguir, apresento indicações de alimentos e receitas específicas para cada tipo sanguíneo, que ajudarão a equilibrar a saúde e manter a forma. Na sequência, ofereço uma sugestão de cardápio para uma comemoração adequado a todos os tipos sanguíneos, com IG baixo e que possivelmente agradará a todos os paladares.

Tipo sanguíneo O

Alimentos benéficos

Algas marinhas, brócolis, carne vermelha, espinafre, frutos do mar e todos os demais alimentos que contenham teores significativos de iodo.

Alimentos de baixo IG mais indicados

- Arroz integral (IG = 50)
- Banana (IG = 52)
- Carne vermelha (IG = 0)
- Ervilha (IG = 48)
- Espinafre, brócolis e agrião (IG = 15)
- Frutos do mar (IG = 0)
- Inhame (IG = 37)
- Uva verde (IG = 46)

Alimentos contraindicados

O pior alimento para esse tipo sanguíneo é o trigo, bem como seus derivados, por causa do glúten. Outros alimentos contraindicados são: couve-flor, feijão, leite e seus derivados e milho.

Coquetel de nozes e maçã (IG < 55)

Nozes: estudos realizados em vários países demonstram que a simples combinação dos ácidos graxos insaturados e a vitamina E das nozes fortalece o coração e a circulação sanguínea e retarda o envelhecimento das células, principalmente do cérebro. Comer nozes pode trazer felicidade: elas contêm triptofano, substância a partir da qual o corpo produz o "hormônio da juventude" (melatonina) e o "hormônio da felicidade" (serotonina). As nozes são ricas em minerais e também em ácido salicílico, que evita a aglomeração de plaquetas e o derrame cerebral.

Ingredientes (para uma pessoa):
- 3 colheres (sopa) de nozes moídas (IG = 15)
- ½ maçã média (IG = 38)
- 1 colher (chá) de suco de limão (IG = 0)
- 2 colheres (sopa) de iogurte de soja cremoso (IG = 15)
- 1 colher (sopa) de suco de maçã concentrado (IG = 40)
- 150 ml de leite com baixo teor de lactose gelado (IG = 30)

- 2 colheres (sopa) de albumina em pó (IG = 0)
- mel (para decorar) (IG = 55)
- 2 cubos de gelo (IG = 0)

Preparo:
Em uma frigideira sem óleo, torre duas colheres de sopa de nozes até sentir o aroma; então, reserve-as. Corte uma fatia da maçã e reserve-a. Descasque o restante da fruta, retire as sementes, pique grosso e coloque no liquidificador. Junte o suco de limão, o iogurte, o suco de maçã, metade do leite e bata por 15 segundos. Adicione as nozes torradas, a albumina, o restante do leite e bata por mais 10 segundos. Para decorar, pincele uma fina camada de mel na borda de uma taça alta e emborque-a no restante das nozes. Coloque os cubos de gelo na taça e despeje a bebida.

Este coquetel promove bem-estar e queima gorduras.

Valores nutricionais (por porção): 250 kcal, 5 g de albumina, 2 g de gorduras e 22 g de carboidratos.

Tartar de salmão com maçã verde (IG < 55)
Salmão: rico em gordura saudável, contém grande quantidade de ácido graxo ômega-3, muito importante para o organismo. O ômega-3 participa de diversos processos metabólicos, estimula a circulação sanguínea e pode proteger o sistema cardiovascular de doenças. O arenque, a cavala e o atum também são ricos em ômega-3 e podem ser alternativas ao salmão.

Ingredientes (para duas pessoas):
- 75 g de salmão defumado fresco (IG = 0)
- 1 maçã verde (IG = 38)
- 1 colher (sopa) de suco de limão (IG = 0)
- 1 pitada de sal (IG = 0)
- 1 pitada de coentro em pó (IG = 0)
- 2 colheres (sopa) de coalhada (IG = 35)
- 2 colheres (sopa) de iogurte de soja cremoso (IG = 15)
- 2 fatias de pão integral (IG = 41)
- 2 ramos de endro (IG = 0)

Preparo:
Corte o salmão em cubos. Corte a maçã também em cubos, descartando as sementes, e adicione o suco de limão. Misture tudo com o salmão e tempere com uma pitada de sal e uma de coentro. Mexa cuidadosamente. Misture a coalhada com o iogurte e passe sobre as duas fatias de pão. Espalhe a mistura de salmão em cima de cada fatia. Retire as pontas dos ramos de endro e coloque-os por cima da mistura. Sirva em seguida.

Esta receita contém ômega-3.

Valores nutricionais (por porção): 266 kcal, 15 g de proteínas, 13 g de gorduras e 42 g de carboidratos.

Tipo sanguíneo A

Alimentos benéficos
Abacaxi, folhas, legumes, óleos vegetais (sobretudo azeite extra virgem) e soja e seus derivados.

Alimentos de baixo IG mais indicados
- Abacaxi (IG = 46)
- Amendoim (IG = 14)
- Cenoura (IG = 49)
- Farinha de trigo integral (IG = 41)
- Feijão-preto (IG = 30)
- Frutos do mar (IG = 0)
- Legumes (IG = 15)
- Óleos vegetais (IG = 0)
- Soja (IG = 15)
- Verduras (IG = 0)

Alimentos contraindicados
Batata-inglesa, carne vermelha, laranja e leite e seus derivados.

Coquetel de pêssego e morangos (IG < 55)
Pêssego: essa fruta doce e suculenta agrada a todos os paladares e é rica em substâncias aromáticas. O pêssego fortalece o sistema nervoso com vitaminas do complexo B, estimula as defesas do organismo com

De olho na saúde

a vitamina C e também fortalece os ossos com uma considerável oferta de cálcio.

Ingredientes (para uma pessoa):
- 80 g de morangos (IG = 30)
- 2 colheres (chá) de mel (IG = 55)
- 1 pêssego maduro médio (IG = 25)
- Suco de ½ limão (IG = 0)
- 2 colheres (sopa) de albumina em pó (IG = 0)
- 100 ml de água (IG = 0)
- 1 bola de sorvete de baunilha (IG = 50)

Preparo:

Pique os morangos, junte uma colher de chá de mel e bata no liquidificador até ficar cremoso. Coloque em uma taça grande. Escalde o pêssego e resfrie-o logo em seguida; retire a casca e o caroço e pique grosso. Coloque no liquidificador o pêssego picado, o suco de limão, o restante do mel, a albumina e metade da água. Bata por 15 segundos para obter um creme homogêneo. Adicione o restante da água e bata por mais 10 segundos. Despeje cuidadosamente a mistura de pêssego na taça, sobre o creme de morangos. Coloque o sorvete por cima.

Este preparo é ideal para garantir a boa forma.

Valores nutricionais (por porção): 205 kcal, 5 g de albumina, 1,5 g de gorduras e 20 g de carboidratos.

Filé de peito de peru ao *curry* com iogurte e pimentão vermelho (IG < 55)
Sementes de papoula: têm propriedades calmantes, combatem a tosse e a asma e aliviam dores.

Ingredientes (para duas pessoas):
- 150 g de pimentão vermelho (IG = 9)
- 1 ramo de cebolinha (IG = 0)
- 200 g de iogurte sem gordura (IG = 15)
- 5 ramos de salsinha (IG = 0)
- 2 colheres (chá) de sementes de papoula (IG = 0)
- ½ colher (chá) de coentro em pó (IG = 0)
- 2 colheres (chá) de suco de limão (IG = 0)
- sal a gosto (IG = 0)
- 2 filés médios de peito de peru ou de peixe (IG = 0)
- 1 colher (chá) de *curry* em pó (IG = 0)

Preparo:
Divida os pimentões ao meio, retire as sementes e pique fino. Pique a cebolinha. Misture tudo ao iogurte. Lave e pique a salsinha e adicione metade dela à mistura de iogurte, reservando a outra metade. Tempere a mistura de iogurte com as sementes de papoula, o coentro, o suco de limão e o sal. Tampe e leve à geladeira. Tempere os filés com o *curry* e deixe grelhar por 5 minutos em fogo baixo. Retire do fogo, disponha nos pratos, tempere com o sal e espalhe o restante da salsinha por cima. Sirva acompanhado da mistura de iogurte. Combina bem com pão de centeio integral.

Trata-se de uma refeição leve que ajuda a emagrecer.

Valores nutricionais (por porção): 213 kcal, 2,7 g de albumina, 5 g de gorduras e 13 g de carboidratos.

Tipo sanguíneo B

Alimentos benéficos

Abacaxi, arroz, aveia, banana, carne de carneiro e de coelho, feijão-branco, uvas.

Alimentos de baixo IG mais indicados
- Arroz integral (IG = 50)
- Aveia (IG = 42)
- Bacalhau e salmão (IG = 0)
- Banana (IG = 52)
- Carneiro e peru (IG = 0)
- Coco (IG = 40)
- Feijão-branco (IG = 38)
- Iogurte (IG = 15)
- Soja (IG = 15)
- Uvas (IG = 46)

Alimentos contraindicados

O pior alimento para esse tipo sanguíneo é a carne de frango. Outros alimentos contraindicados são: carne de porco, centeio, feijão-preto, grão-de-bico, milho e trigo e seus derivados.

Coquetel de chocolate e pera (IG < 55)

Chocolate: nem sempre o chocolate engorda. Quando é amargo e tem um teor de cacau superior a 60%, não há sobrecarga na ação da insulina e o hormônio da obesidade permanece dentro dos limites. Além disso, a amêndoa de cacau (nibs de cacau) fornece mais polifenol (substância que protege o coração) que uma taça de vinho.

Ingredientes (para uma pessoa):
- 150 ml de leite com baixo teor de lactose (IG = 30)
- 1 pera madura média (IG = 38)
- 1 colher (chá) de suco de uva ou vinho tinto (IG = 46)
- 1 colher (chá) de suco de pera concentrado (IG = 38)
- 2 colheres (sopa) de chocolate amargo (mínimo de 60% de cacau) ralado (IG = 44)
- 2 colheres (sopa) de albumina em pó (IG = 0)

Preparo:

Amorne o leite. Corte uma fatia da pera e reserve-a. Descasque o restante da fruta, retire as sementes, pique grosso e coloque no liquidificador. Adicione o suco de uva (ou o vinho tinto), o suco de pera, o chocolate e metade do leite e bata por 15 segundos. Adicione a albumina, o restante do leite e bata por mais 10 segundos. Decore com a fatia de pera reservada. Sirva em seguida.

Estimula a queima de calorias.

Valores nutricionais (por porção): 190 kcal, 2,5 g de albumina, 6 g de gorduras e 14 g de carboidratos.

Fritada colorida de macarrão de arroz com legumes (IG < 55)

Aipo ou salsão: esse legume, em talo ou raiz, atua como diurético e acelera o metabolismo e a digestão, principalmente de gorduras. Por essa razão, também é considerado um "queimador de gorduras".

Ingredientes (para duas pessoas):
- 125 g de macarrão de arroz tipo talharim grosso (IG = 55)
- 4 talos de aipo (IG = 10)
- 1 pimentão vermelho (IG = 15)
- 1 dente de alho (IG = 0)
- 20 g de gengibre (IG = O)
- 1 colher (sopa) de azeite extra virgem (IG = 0)
- 1 lata pequena (150 g) de ervilha em conserva (IG = 48)
- 3 colheres (sopa) de *shoyu* (IG = 20)
- sal (IG = 0)

Preparo:

Deixe o macarrão de molho em água quente por 20 minutos. Fatie o aipo, corte o pimentão em tiras e reserve-os. Descasque e pique fino o alho e o gengibre. Aqueça o azeite em uma frigideira grande e refogue rapidamente o alho e o gengibre. Acrescente o aipo e o pimentão e refogue por cerca de 3 minutos. Escorra o macarrão. Acrescente o macarrão e a ervilha à frigideira com legumes e refogue tudo rapidamente. Tempere com o *shoyu* e deixe cozinhar um pouco. Acrescente sal após o cozimento.

Estimula a queima de calorias.

Valores nutricionais (por porção): 566 kcal, 18 g de proteínas, 9 g de gorduras e 103 g de carboidratos.

Tipo sanguíneo AB

Alimentos benéficos
Ameixas, arroz, aveia, bacalhau, leite de cabra e seus derivados, ervilha e limão.

Alimentos de baixo IG mais indicados
- Arroz integral (IG = 50)
- Aveia (IG = 42)
- Bacalhau, atum e salmão (IG = 0)
- Banana (IG = 52)
- Carneiro e peru (IG = 0)
- Feijão-branco (IG = 38)
- Inhame (IG = 37)
- Iogurte (IG = 15)
- Soja (IG = 15)
- Uvas (IG = 46)

Alimentos contraindicados

Batata-inglesa, carne bovina e de porco, maionese e óleos de canola e de milho.

Coquetel de morango e abacaxi (IG < 55)

Morango: o morango auxilia no processo de emagrecimento. Essa pequena fruta fornece mais vitamina C (que ajuda a queimar a gordura) que o limão e quase não tem calorias: 100 g de morango contêm apenas 38 kcal. Com seu componente equilibrante, a pectina, o morango diminui os níveis de colesterol. As outras 300 substâncias ativas presentes nessa fruta transformam-na em um alimento valioso. Ela ajuda na digestão, limpa as mucosas e pode até fazer baixar a febre, além de ativar o metabolismo e auxiliar na eliminação de líquidos e de bactérias.

Ingredientes (para uma pessoa):
- 75 g de morangos (IG = 30)
- 2 colheres (sopa) de suco de limão (IG = 0)
- 1 colher (sopa) de mel (IG = 55)
- 150 ml de suco de abacaxi gelado (IG = 46)
- 2 colheres (sopa) de albumina em pó (IG = 0)

Preparo:

Coloque os morangos, o suco de limão, o mel e metade do suco de abacaxi no liquidificador. Bata por 5 a 10 segundos. Adicione a albumina e o restante do suco de abacaxi e bata por mais 10 segundos.

Estimula o emagrecimento.
Valores nutricionais (por porção): 215 kcal, 2,3 g de albumina, 6 g de gorduras e 13 g de carboidratos.

Risoto vegetariano (IG < 55)
Arroz integral: com ele, é possível escapar da insulina. No intestino, as enzimas quebram o amido proveniente do arroz ou do trigo e o transformam em moléculas de açúcar. As fibras (películas dos cereais) evitam uma ação rápida por parte das enzimas. Assim, o açúcar penetra lentamente no sangue, atraindo muito pouca insulina, o que faz emagrecer.

Ingredientes (para duas pessoas):
- 1 colher (sopa) de nozes picadas (IG = 15)
- 1 dente pequeno de alho (IG = 0)
- 1 maço de cebolinha (IG = 15)
- 150 g de arroz integral (IG = 50)
- sal a gosto (IG = 0)
- 500 ml de vinho branco seco (IG = 46)
- 400 ml de caldo de legumes (IG = 0)
- 125 g de cenoura (IG = 15)
- 125 g de abobrinha (IG = 15)
- 1 colher (sopa) de azeite extra virgem (IG = 0)
- 2 colheres (chá) de sementes de papoula (IG = 0)
- 30 g de queijo magro ralado (IG = 35)

Preparo:
Toste as nozes em uma frigideira antiaderente sem óleo e reserve. Descasque o alho e pique-o fino junto com a cebolinha. Refogue o alho e a cebolinha em uma frigideira antiaderente sem óleo em fogo alto. Acrescente o arroz, mexa e refogue mais um pouco. Reduza o fogo para médio, acrescente o sal e o vinho e deixe evaporar. Vá adicionando o caldo de legumes lentamente, conforme o que estiver na frigideira for secando, e cozinhe o arroz por 35 a 40 minutos, mexendo de vez em quando. Enquanto isso, descasque a cenoura, rale-a e rale também a abobrinha. Após desligar o fogo do arroz, acrescente os legumes ralados, tempere com azeite, sementes de papoula e mais sal, se necessário, e tampe por 5 minutos para abafar. Sirva em seguida, polvilhando as nozes e o queijo ralado por cima.

Valores nutricionais (por porção): 484 kcal, 12 g de albumina, 18 g de gorduras e 65 g de carboidratos.

Sugestão de cardápio para uma comemoração (para seis pessoas)

Entrada: salada de endívia e batata yacon com mix de folhas verdes

Batata yacon: combate o excesso de açúcar no sangue, atua contra a pressão alta e o inchaço e é levemente diurética. É capaz, também, de melhorar o trânsito intestinal e, por causa disso, pode ser usada contra a prisão de ventre.

Ingredientes:
- Um maço pequeno de cada uma das seguintes folhas: agrião, rúcula, alface roxa, espinafre, hortelã e salsa
- 1 fatia de pão
- 6 colheres (sopa) de azeite extra virgem
- ½ limão
- 1 colher (chá) de *curry* em pó
- 6 nozes
- 1 colher (sobremesa) de pimenta-da-jamaica
- 1 colher (sopa) de vinagre de maçã
- 1 colher (sobremesa) de ervas finas
- 1 colher (sopa) de queijo ralado
- sal
- 2 endívias grandes
- 3 batatas yacon médias

Preparo:
Enrole todas as folhas (menos as endívias), corte em tiras bem finas e reserve. Corte o pão em cubos e reserve também. Misture num vidro com tampa o azeite, o limão, o *curry*, as nozes, a pimenta-da-jamaica, o vinagre, as ervas finas, o queijo e sal a gosto. Agite até que a mistura fique espessa. Separe as folhas de endívia, lave-as, seque-as e distribua dentro delas a mistura de folhas verdes, a batata yacon crua sem casca ralada, o molho e o pão.

Valores nutricionais (por porção): 120 kcal, 5 g de albumina, 6 g de gorduras e 8 g de carboidratos.

Prato principal (opção 1): frutos do mar com brócolis

Frutos do mar: ricos em albumina, tirosina, aminoácidos, noradrenalina e dopamina, substâncias que ajudam no emagrecimento, são também ricos em iodo, substância fundamental para o bom funcionamento da tireoide.

Ingredientes:
- 100 g de bacalhau em postas ou pedaços
- 100 g de lulas limpas
- 300 g de mariscos
- 300 g de brócolis
- 1 ramo de cebolinha
- sal a gosto
- 1 pimentão vermelho pequeno
- 2 colheres (sopa) de *shoyu*
- 2 colheres (sopa) de suco de limão
- 1 colher (chá) de açúcar mascavo
- 2 colheres (chá) de sementes de papoula
- 1 colher (sopa) de coentro picado ou salsinha picada

Preparo:
Corte o bacalhau em tiras e as lulas em pedaços. Escalde rapidamente os mariscos e descarte os que estiverem abertos. Em uma panela, ferva meio copo de água. Cozinhe

nessa água o bacalhau e a lula por 2 a 3 minutos em fogo baixo, então desligue o fogo e reserve. Em uma panela tampada, cozinhe os mariscos em água por 5 minutos, até que se abram. Escorra-os, descarte os fechados e separe a carne do restante. Cozinhe os brócolis e o ramo de cebolinha por 3 minutos em água com sal. Em seguida, passe-os em água fria e deixe escorrer. Corte o pimentão em anéis. Em uma tigela, misture o *shoyu*, o suco de limão, o açúcar, as sementes de papoula e uma pitada de sal. Misture o bacalhau, a lula, os mariscos, os legumes e o coentro (ou a salsinha) com a marinada. Sirva em seguida.

Valores nutricionais (por porção): 159 kcal, 2,5 g de albumina, 2 g de gordura e 10 g de carboidratos.

Prato principal (opção 2): peito de peru com purê de damascos

Damasco: os hunzas, um povo do Himalaia, vivem muito mais que a maioria dos europeus. O motivo da longevidade é que esse povo come muito damasco, fruta com um teor elevadíssimo de carotenoides, corantes vegetais que tornam os radicais livres inofensivos e protegem os vasos sanguíneos, o coração e o cérebro. Os damascos contêm a vitamina da beleza, o ácido pantotênico, que dá vitalidade e ativa a queima de gordura, e o óxido de silício, que fortalece o tecido conjuntivo e dá firmeza à pele. Também são ricos em potássio, um excelente diurético.

Ingredientes:
- 400 g de damascos secos
- 700 g de peito de peru com pele desossado em peça
- 2 colheres (sopa) de ervas finas
- 1 copo de vinho branco seco
- ½ colher (chá) sal
- 1 colher (chá) de ervas de Provence

Preparo:
Deixe os damascos de molho em dois copos de água filtrada por, no mínimo, 4 horas. Coloque com a água que sobrou no liquidificador e bata até ficar com a consistência de um purê. Reserve. Coloque a peça de peito de peru sobre uma folha de papel-alumínio, cubra-a com as ervas finas, envolva-a com o papel-alumínio e leve ao forno a 180 graus por 15 minutos. Retire o papel-alumínio, coloque novamente na assadeira, regue com uma mistura de vinho, sal e ervas de Provence e retorne ao forno por mais 40 minutos, regando novamente a cada 10 minutos, com o líquido do cozimento, durante esse período. Após assado, retire a pele e fatie. Coloque as fatias na mesma assadeira, despeje por cima o molho do cozimento e leve ao forno por mais alguns minutos, até reduzir o líquido. Sirva com o purê de damascos.

Valores nutricionais (por porção): 413 kcal, 27 g de albumina, 5 g de gorduras e 10 g de carboidratos.

Acompanhamento: arroz multigrãos

No arroz multigrãos (integral), retira-se apenas a casca bruta, preservando sua película e o gérmen como fontes de fibras, vitaminas e minerais. Como não tem glúten, ele ajuda no bom funcionamento do sistema intestinal e no diabetes. O arroz multigrãos tem alto teor de proteína (12,5% a 15%) e é equilibrado em sódio e potássio, dois elementos de primordial valor no metabolismo humano.

Ingredientes:
- 1 ½ xícara de arroz multigrãos (arroz 7 cereais ou 7 grãos)
- 2 dentes de alho
- 1 colher (sopa) de azeite
- 100 ml de vinho branco
- 1 xícara de caldo de legumes
- 1 xícara de água

Deixe o arroz de molho por 12 horas e jogue fora a água. Pique fino o alho. Em uma panela média, aqueça o azeite em fogo médio, refogue rapidamente o alho, em seguida, acrescente o arroz e refogue mais um pouco. Acrescente o vinho e deixe evaporar uma parte dele. Então, reduza o fogo e vá acrescentando aos poucos o caldo de legumes e a água, acrescentando mais conforme o líquido do cozimento for reduzindo. Cozinhe por cerca de 30 minutos, ou até que se atinja o ponto desejado, acrescentando sempre mais caldo de legumes ou água, se necessário.

Valores nutricionais (por porção): 413 kcal, 10 g de proteínas, 10 g de gorduras e 22 g de carboidratos.

Sobremesa: musse de vinho tinto

Vinho tinto: tem alto teor de antioxidantes, que podem ajudar a proteger o cérebro de derrames, da perda de memória e dos danos provocados pelos radicais livres.

Ingredientes:

Musse:
- 1 copo de água
- ½ copo de açúcar *diet*
- 1 pacote (12 g) de gelatina incolor
- 1 copo de vinho tinto suave
- 4 ovos
- óleo vegetal de sua preferência (para untar a forma)

Calda:
- 2 copos de vinho tinto suave
- 1 colher (sopa) de açúcar mascavo
- 1 colher (sobremesa) de amido de milho

Preparo:

Musse: numa panela pequena, misture a água e o açúcar. Leve ao fogo baixo e deixe ferver, sem mexer, até engrossar. Apague o fogo e reserve essa calda. Misture a gelatina ao vinho e aqueça sem ferver, até dissolver toda a gelatina. Bata numa batedeira os ovos inteiros, até dobrarem de volume. Sem desligar a batedeira, vá despejando aos poucos sobre os ovos a calda e o vinho ainda quentes. Continue batendo até a mistura esfriar. Unte com óleo uma forma própria para pudim. Despeje a mistura na forma, leve-a à geladeira e deixe por no mínimo 4 horas, até que fique bem firme.

Calda: numa panela pequena, misture o vinho, o açúcar e o amido de milho. Leve ao fogo baixo, mexendo sempre, até engrossar.

Valores nutricionais (por porção): 513 kcal, 27 g de albumina, 5 g de gorduras e 33 g de carboidratos.

Bebida: coquetel de abacaxi com amarula

Abacaxi: essa deliciosa fruta é rica em cálcio, magnésio, fósforo, ferro, cobre, zinco, manganês e iodo, minerais que ativam o metabolismo. Contém bromelina, uma enzima que, entre vários outros benefícios, garante que os aminoácidos cheguem às células.

Ingredientes:
- 6 fatias de abacaxi fresco
- 3 limões-galegos
- 6 colheres (chá) de polpa de uva congelada
- 6 colheres (chá) de açúcar mascavo
- 300 ml de amarula gelada (bebida fermentada ou creme de amarula)
- 6 colheres (sopa) de albumina em pó
- 12 cubos de gelo

Preparo:
Descasque as fatias de abacaxi. Corte três delas ao meio e reserve. Pique grosso o restante e coloque no liquidificador. Esprema os limões e junte seu suco, a polpa de uva e o açúcar aos pedaços de abacaxi no liquidificador e bata muito bem. Adicione a amarula e a albumina em pó e bata em velocidade baixa. Separe seis copos altos, coloque dois cubos de gelo em cada um e distribua a bebida neles. Faça um pequeno corte nos pedaços de abacaxi reservados e encaixe-os na borda dos copos.

Valores nutricionais (por porção): 213 kcal, 27 g de albumina, 5 g de gorduras e 13 g de carboidratos.

Estética

MAGNÉSIO

Conhecido há mais de 120 anos apenas como antiácido e laxativo, o magnésio tem recebido finalmente o reconhecimento tão merecido. Foi elevado à honrosa posição de elemento-chave do balanço mineral do organismo, agindo como verdadeiro maestro da orquestra metabólica.

Sem magnésio não existiria vida no planeta, já dizia Jacques Ménétrier, pai da oligoterapia. O magnésio intervém em todas as trocas metabólicas, incluindo o controle biológico de sódio, potássio, fósforo, vitamina C e, principalmente, do cálcio, que, sem o balanço do magnésio, agiria como causador do envelhecimento precoce. O magnésio combate o estresse e reduz os níveis de colesterol. Atua na gordura localizada, promovendo sua eliminação pela urina.

Para uso externo, o sulfato de magnésio (sais) deve ser aplicado em forma de bandagem. Para uso interno, em forma de oligoelemento, em gotas catalíticas.

Pode ser indicado para a prevenção e o tratamento das dores reumáticas, bursites, tromboses, embolias e como coadjuvante no tratamento do diabetes.

GELATINA

O uso mais comum da gelatina contribui para fortalecer não só os órgãos internos mas também a pele, dando-lhe maior resistência.

Aos 50 anos, o corpo passa a produzir em média apenas 35% do colágeno necessário. Supõe-se que essa seja uma das principais causas do envelhecimento. Com a diminuição do colágeno, os músculos ficam flácidos, a densidade dos ossos diminui, articulações e ligamentos perdem elasticidade e força e a cartilagem que envolve as articulações fica frágil e porosa. Os cabelos perdem o viço. Alguns órgãos podem sofrer deslocamento e apresentar mau funcionamento. A pele fica desidratada e sem elasticidade, aparecem estrias e o ganho de gordura torna-se mais acentuado.

Através da ingestão de gelatina incolor, nosso organismo obtém de maneira significativa e eficaz os benefícios do colágeno. Quando o assunto é enrijecer a pele em poucos instantes, porém, a melhor opção é de uso externo: uma boa máscara firmadora de gelatina.

RECEITAS DE COSMÉTICOS CASEIROS

Máscara firmadora 1

Ingredientes:
- 1 clara de ovo
- 1 colher (sobremesa) de mel
- 4 colheres (chá) de água quente
- 1 colher (sobremesa) de óleo de linhaça
- 2 folhas de gelatina incolor e sem sabor

Preparo:
Bata a clara até chegar em ponto de neve. Incorpore delicadamente o mel. Aplique a mistura em todo o rosto com o auxílio de um pincel ou um chumaço de algodão. Misture a água quente e o óleo de linhaça. Passe as folhas de gelatina em água fria e, logo em seguida, passe-as nessa mistura e aplique-as no rosto. Deixe repousar por 15 minutos e, em seguida, retire delicadamente, como um filme. Passe uma esponja com água e óleo de linhaça no rosto.

Máscara firmadora 2

Ingredientes:
- 3 folhas de gelatina incolor e sem sabor
- 1 xícara (café) de água quente

- 1 colher (sopa) de óleo vegetal extra virgem à sua escolha (gergelim, amêndoa-doce ou macadâmia)

Preparo:
Dilua duas folhas de gelatina na água quente e acrescente o óleo. Espalhe essa mistura sobre o rosto com um chumaço de algodão. Corte a outra folha de gelatina em pedacinhos e coloque-os sobre o rosto. Molhe mais algodão em água morna e passe sobre o rosto para fixar os pedaços de gelatina. Aguarde 25 minutos e, em seguida, enxágue com água morna.

Máscara para pele mista

O abacaxi tem boa quantidade de vitaminas. Usado diretamente na pele, é excelente no tratamento da oleosidade.

Ingredientes:
- 2 rodelas de abacaxi
- 1 folha de gelatina incolor e sem sabor
- 1 xícara de água

Preparo:
Bata o abacaxi no liquidificador. Dissolva a gelatina na água fria e, depois, leve ao fogo, mas sem ferver. Desligue o fogo, acrescente o abacaxi, deixe esfriar e aplique sobre o

rosto, com a pele limpa, principalmente na "zona T" (testa, nariz e queixo), que costuma ser a região mais oleosa. Deixe agir por 15 minutos e retire com água fria.

Máscara nutritiva e rejuvenescedora

Sua fórmula tem o mel, rico em sais minerais; a abóbora, rica em vitamina A; e o óleo de gergelim, rico em vitamina E. Por isso, é uma máscara hidratante e nutritiva.

Ingredientes:
- 250 g de abóbora madura sem casca
- 1 gema de ovo crua
- 3 colheres (chá) de gelatina incolor e sem sabor em pó
- 3 colheres (chá) de mel
- 1 colher (chá) de óleo de gergelim

Preparo:
Rale a abóbora e bata-a com um pouco de água filtrada morna no liquidificador. Depois, junte a gema e a gelatina e bata novamente. Em seguida, adicione o mel e continue batendo até que todos os ingredientes estejam agregados de forma homogênea. Aplique no rosto e no pescoço. Deixe agir por 1 hora. Retire com água morna e depois lave o rosto com água fria. Repita uma vez por semana.

Máscara hidratante para todos os tipos de pele

Ingredientes:
- 1 banana-nanica
- 2 colheres (sopa) de óleo de amêndoa
- 4 colheres (sopa) de água quente
- 2 folhas de gelatina incolor e sem sabor

Preparo:
Amasse a banana e junte metade do óleo de amêndoa. Misture separadamente a água quente com o restante do óleo de amêndoa e só então o misture com a banana. Reserve. Passe as folhas de gelatina sem sabor na água fria e, logo após, passe na mistura preparada. Aplique no rosto limpo e deixe por 30 minutos. Lave com água morna abundante.

Creme de limpeza facial para todos os tipos de pele

Ingredientes:
- ½ xícara (chá) de água morna
- ½ xícara (chá) de farinha de aveia
- 1 colher (sopa) rasa de óleo de macadâmia

Preparo:
Coloque todos os ingredientes no liquidificador e bata até que a mistura fique cremosa e homogênea. Guarde em

um recipiente bem vedado na geladeira e use pela manhã e à noite por até dois meses. Para aplicar, ponha uma pequena porção na palma da mão e massageie o rosto com ela. Em seguida, enxágue bem com água morna.

Creme facial noturno antirrugas

Indicado para uso a partir dos 25 anos, para todos os tipos de pele. Ajuda também a clarear as sardas pronunciadas.

Ingredientes:
- 1 pepino
- 1 colher (chá) de óleo de gergelim
- 1 colher (sopa) de farinha de trigo integral
- 1 colher (sopa) de amido de milho

Preparo:
Descasque o pepino e bata-o no liquidificador, acrescentando um pouco de água filtrada, se necessário. Coe em um pano e reserve o suco. Em um recipiente, junte o suco de pepino aos demais ingredientes e misture bem, até obter um creme de consistência macia. Se necessário, acrescente um pouco mais de farinha de trigo ou amido de milho. Aplique à noite, após a limpeza do rosto, massageando levemente. Durma com o creme e, na manhã seguinte, retire-o com água fria. Aplique uma vez por semana.

Sabonete emagrecedor

Ingredientes:
- 1 sabonete de glicerina ou 200 g de glicerina em barra
- 20 ml de óleo de macadâmia
- 10 gotas de cromo (oligoelemento)
- 5 g de flor de enxofre (enxofre em pó)
- 2 gotas de óleo essencial de alfazema ou emagrecedor

Preparo:
Rale o sabonete e derreta-o em banho-maria. Após o sabonete ficar líquido, desligue o fogo, acrescente os outros ingredientes e misture. Distribua em forminhas e leve à geladeira. Quando estiver sólido, desenforme.

Programa de rejuvenescimento e emagrecimento

"O médico do futuro não receitará remédios, mas despertará em seu paciente o interesse pelo cuidado com a estrutura humana, com a dieta e pela causa e prevenção da doença."

Dr. Caetano Carezzato

Os especialistas em engenharia genética estão avançando em pesquisas que podem abrir as portas para várias décadas saudáveis à nossa vida. É importante saber que o envelhecimento cronológico pode ser bem diferente do fisiológico e que essa diferenciação é provocada pelo estilo de vida de cada um. O poder sobre o destino de sua própria saúde aumenta com o passar do tempo. Quanto mais velho você for, maior será esse controle e cabe a você optar por utilizá-lo ou não. Esforço, disciplina e mudanças no estilo de vida certamente serão necessários, mas as recompensas são muitas. Modificações nos hábitos alimentares e prática de exercícios físicos podem trazer grandes benefícios para o corpo e para a mente, mesmo para quem já chegou à meia-idade e nunca teve hábitos saudáveis de vida. Quanto mais cedo você começar, melhores serão os resultados, mas jamais se julgue velho demais para começar. Apresento aqui os pontos essenciais do programa de rejuvenescimento e emagrecimento. Você terá uma noção básica do que deve comer, dos suplementos que deverá tomar e dos exercícios que deverá praticar para começar a obter imediatamente os benefícios desejados.

O segredo para acelerar o rejuvenescimento e o emagrecimento está na ingestão de alimentos de IG baixo (menos de 50), nos exercícios, que são um complemento crucial para sua dieta, e nos alimentos próprios para cada tipo de sangue. Podemos acelerar a queima de calorias com acréscimo dos suplementos, das vitaminas e das ervas indicados neste livro.

DIETA PREPARATÓRIA

Certas mudanças dietéticas são úteis. Evitar:

- Carne vermelha: a carne vermelha grelhada contém benzopireno, altamente cancerígeno. Estudos afirmam que o benzopireno contido em 1 kg de carne é equivalente ao encontrado em 600 cigarros.
- Leite de vaca e seus derivados: são causas comuns de intolerâncias alimentares e reações alérgicas. Levam

- à produção excessiva de muco e de gases intestinais. Além disso, favorecem o câncer de mama.
- Batata-inglesa: é um dos alimentos com maior IG. Provoca dilatação do estômago e da barriga.
- Tomate e berinjela: pioram as dores reumáticas e nas articulações.
- Laranja: a mistura da laranja com o ácido clorídrico do estômago afeta o fígado e prejudica o metabolismo das gorduras.

PROGRAMA DE REJUVENESCIMENTO

Duração: mínimo de 10 dias.

1. Alimentação
   - Mantenha-se na dieta preparatória (p. 152).
   - Adeque a sua alimentação à dieta do seu tipo sanguíneo (p. 115).
   - Tome o coquetel de baixo IG próprio para o seu tipo sanguíneo (p. 115) duas vezes ao dia.
2. Suplementação de nutrientes
   Tome os seguintes suplementos:
   - Vitamina E: 200 UI, uma vez ao dia, junto a uma refeição.
   - Vitamina C (sem aspartame, preferencialmente a versão obtida a partir da acerola):

250 mg, duas vezes ao dia, meia hora antes das refeições.
- Selênio (quelado): 50 mg, uma vez ao dia.
3. Vinagre de maçã
   - Pela manhã, ainda em jejum, beba 1 colher (sopa) de vinagre de maçã diluída em 1 xícara (250 ml) de água, de preferência morna. Se desejar, adoce com um pouco de mel.
4. Exercícios
   - Pratique o exercício do rodopio, pela manhã (p. 35).
   - Pratique os exercícios respiratórios (p. 44).
5. Meditação e mantras
   - Pratique meditação e mantras (p. 36 e 39).
6. Digitopuntura
   - Aplique a técnica de digitopuntura (p. 48) uma vez ao dia.
7. Uso tópico
   - Aplique as máscaras faciais e os cremes mais adequados às condições e necessidades da sua pele (p. 143).
   - Use outros cremes ou soros próprios para o seu tipo de pele, de preferência com minerais em apresentação de oligoelementos.
8. Sono
   - Durma em total escuridão, no mínimo 8 horas por noite (p. 26).

PROGRAMA DE EMAGRECIMENTO

Duração: mínimo de 10 dias

1. Tire as suas medidas, completando a ilustração a seguir:

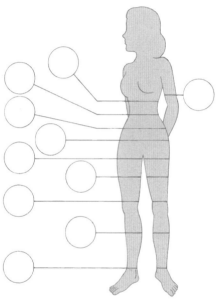

2. Alimentação
   - Mantenha-se na dieta preparatória (p. 152), excluindo também o glúten.
   - Adeque sua alimentação à dieta do seu tipo sanguíneo (p. 115).
   - Tome o coquetel de baixo IG próprio para o seu tipo sanguíneo (p. 115) duas vezes ao dia:

pela manhã, em jejum; e meia hora antes do almoço. Não tome o coquetel à noite, pois pode prejudicar o sono.
- Substitua uma das suas refeições por uma das receitas de refeição ou coquetel de baixo IG.
3. Suplementação de nutrientes
Tome os seguintes suplementos:
- Cromo: 200 mcg, de uma a duas vezes ao dia, antes das refeições. Controla a vontade de comer doce e diminui o apetite.
- Vitaminas do complexo B (B6 e B7): duas cápsulas por dia, sendo uma antes do almoço e uma antes do jantar. Composto para queima de gordura.
  - Vitamina B6 – piridoxina: 30 mg. Trata distúrbios musculares e nervosos, regula os rins, atua como diurético, reduzindo a retenção de líquidos e eliminando edemas, e combate a exaustão extrema.
  - Vitamina B7 – colina: 250 mg. Combinada com inusitol, atua na gordura localizada e ajuda a modelar o corpo. Indicada para reduzir os depósitos de gordura no fígado.
  - Vitamina B7 – inusitol: 250 mg. Em conjunto com a colina, é indicada para a perda de gordura localizada e para modelar o corpo. Reduz o colesterol e a insônia.

4. Vinagre de maçã
   Antes das principais refeições, beba um copo de água morna com 1 colher (sobremesa) de vinagre de maçã e 1 colher (sobremesa) de mel.
5. Exercícios
   - Pratique o exercício do rodopio (p. 35).
   - Pratique os exercícios respiratórios (p. 44).
6. Digitopuntura
   - Aplique três vezes ao dia a técnica de digitopuntura (p. 48).
7. Sono
   - Durma em total escuridão, no mínimo 8 horas por noite (p. 26).
8. Tratamento de uso tópico
   Materiais
   - 3 colheres (sopa) de sulfato de magnésio em cristais
   - 2 copos de água quente (400 ml)
   - 1 pacote (24 g) de gelatina incolor e sem sabor
   - um par de luvas de cerdas suaves ou uma esponja de cerdas suaves ou uma toalha felpuda ou bandagens (ataduras)
   - sabonete emagrecedor de óleo de macadâmia (p. 148)

Preparo e aplicação:
Dissolva o sulfato de magnésio nos dois copos de água quente. Em seguida, adicione a gelatina em pó e dissolva-a. Reserve. Tome um banho morno, de preferência com uma escova de cerdas suaves, para ativar a circulação. Molhe a esponja nessa mistura e, com ela, massageie cada ponto com gorduras localizadas no corpo por 5 minutos. Ainda com o corpo úmido, passe o sabonete de óleo de macadâmia, massageando até a completa penetração pela pele, sem enxaguar. Uma alternativa para a aplicação é embeber uma toalha felpuda ou bandagens na mistura de gelatina e com elas envolver os pontos do corpo que apresentam gorduras localizadas, cobrindo em seguida com plástico, para abafar, e deixando agir por 40 minutos. Se a pele ficar muito ressecada, aplique ao final gotas de óleo de macadâmia ou um gel emagrecedor com oligoelementos, usando uma esponja úmida.

ÚLTIMAS PALAVRAS

Deixe este livro fazer de você o criador de sua própria saúde e inicie uma nova vida.

Dê essa mesma chance a todos que cruzarem seu caminho.

Cultive a única certeza que importa, a de que você é capaz de tudo. Para isso, é importante lembrar-se:

Fique de olho na sua saúde.

BIBLIOGRAFIA

BATELLO, Celso. *Terapêutica com oligoelementos catalíticos em medicina ortomolecular.* São Paulo: Roca, 2001.

BENSON, Herbert; STARK, Marg. *Medicina espiritual.* São Paulo: Campus, 1997.

BERNARDES, Heloísa. *Chique é ser saudável.* [S.l.]: HLB, 2003.

_____. *Você e seu sangue.* [S.l.]: HLB, 2002.

BOCK, Steve J.; BOYETTE, Michael. *Melatonina: a fonte da juventude.* São Paulo: Campus, 1997.

BOUTARD, G. P. *Vinagre de maçã: uma receita de vida.* São Paulo: Claridade, 2001.

BRAND-MILLER, Jennine; FOSTER-POWER, Kaye; COLAGIÚR, Stephen. *A nova revolução da glicose.* São Paulo: Campus, 2002.

BROWN, Richard L. *Entre em forma em 10 minutos.* São Paulo: Campus, 1999.

BUTLAND, Barbara K.; FEHILYB, Ann M.; ELWOODC, Peter C. Diet, Lung Function, and

Lung Function Decline in a Cohort of 2512 Middle-aged Men. *Thorax*, v. 55, n. 2, pp. 102-108, 2000

CARPER, Jean. *Alimentos: o melhor remédio para a boa saúde*. São Paulo: Campus, 1996.

_____. *Curas milagrosas*. São Paulo: Campus, 1999.

_____. *Seu cérebro milagroso*. São Paulo: Campus, 2000.

CHOPRA, Deepak. *O essencial: corpo sem idade, mente sem fronteiras*. Rio de Janeiro: Rocco, 2012.

DIAMOND, Marian; HOPSON, Janet. *Árvores maravilhosas da mente*. São Paulo: Campus, 2000.

HANH, Thich Nhat. *Para viver em paz: o milagre da mente alerta*. São Paulo: Vozes, 1985.

HARMAN, Denham. Entrevista a William Laurence. *The Ladies Home Journal*, s/p. nov. 1996.

HÉBERT, Marc; MARTIN, Stacia K.; EASTMAN, Charmane I. Nocturnal Melatonin Secretion Is Not Suppressed by Light Exposure Behind the Knee in Humans. *Neuroscience Letters*, v. 2, n. 274, pp. 127-30, nov. 1999.

HOFFER, Abram. *A cura da mente através da terapia nutricional*. São Paulo: Campus, 1995.

JACQUES, Haroldo; PY, Luiz A. *A linguagem da saúde*. São Paulo: Campus, 1998.

JOHARI, Harish. *Dhanwantari: um guia completo para uma vida saudável segundo a tradição ayurvédica*. São Paulo: Pensamento, 1998.

_____. *Chakras: centros energéticos de transformação.* Rio de Janeiro: Bertrand, 1994.

KAC, Gilberto; GIGANTE, Denise Petrucci; SCHIERI, Rosely (orgs.). *Epidemiologia nutricional.* Rio de Janeiro: Fiocruz/São Paulo: Atheneu, 2007.

KELDER, Peter. *A fonte da juventude.* Rio de Janeiro: Best Seller, 2004.

KUNZ, Bárbara; KUNZ, Kevin. *Réflexologie.* Paris: Le Courrier du Livre, 2003.

LEIJOTO, Camillo M. *Sua saúde no novo milênio.* São Paulo: Tecnopress, 2000.

MOURANT, A. E.; KOPEC, A. C.; DOMANIEWSKA-SOBCZAK, K. *Blood Groups and Disease.* Oxford: Oxford University Press, 1984.

PASSWATER, Richard A. Selenium and Human Health: an Interview With Gerhard Schrauzer, ph.D., *Whole Foods Magazine*, jun. 2013.

PIERPAOLI, Walter; REGELSON, William; COLMAN, Carol. *The Melatonin Miracle.* Nova York: Simon & Schuster, 1996.

PIGNATELLO, Giuseppe M. P. *Nutrição – cronodietologia: combinações alimentares.* [*S.l.*]: Robe, 2002.

RODRIGUES, Antonio. *A origem dos filhos das estrelas.* São Paulo: Mil Folhas, 2000.

SEARS, Barry; LAWRENCE, Bill. *O ponto Z.* São Paulo: Campus, 1997.

SMITH, Timothy J. *A revolução antienvelhecimento.* São Paulo: Campus, 2000.

VALCAPELLI; GASPARETTO, Luiz A. *Metafísica da saúde.* São Paulo: Vida e Consciência, 2001.

VERSOLATO, Mariana. Cápsula de óleo reduz sintomas de TPM. *Folha de S. Paulo*, 18 jan. 2011. Disponível em: <http://www1.folha.uol.com.br/fsp/saude/sd1801201101.htm>. Acesso em: 19 set. 2016.

WILEY, T. S. *Apague a luz.* São Paulo: Campus, 2000.

YOUNGSON, Robert. *Como combater os radicais livres.* São Paulo: Campus, 1995.

ZINCZENKO, David. *A dieta do abdômen para mulheres.* Rio de Janeiro: Sextante, 2007.

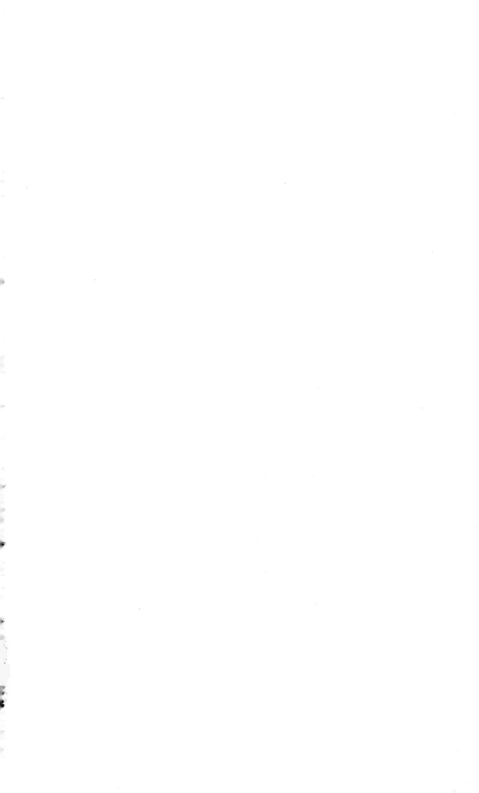

Compartilhe a sua opinião
sobre este livro usando a hashtag
#DeOlhoNaSaúde
nas nossas redes sociais:

 /EditoraAlaude

 /EditoraAlaude

 /AlaudeEditora